老年人运动与体适能健身研究

倪宏竹 李文忠 王建基 著

中国水利水电出版社
www.waterpub.com.cn
·北京·

内 容 提 要

体适能研究主要是指对人体肌肉系统、身体柔软性等身体综合指标进行研究，体适能状况是衡量一个人身体健康的重要指标。随着年龄的增长，老年阶段体适能状况也逐渐下降，人体衰老是自然规律，但是通过科学、合理的身体活动可以提高老年人身体免疫力，促进老年人体适能指标的提升。本书从促进老年人身体素质为目标，对老年人体适能与身体运动相关性进行研究。

图书在版编目（C I P）数据

老年人运动与体适能健身研究 / 倪宏竹，李文忠，
王建基著. -- 北京 : 中国水利水电出版社，2018.10 （2025.4重印）
ISBN 978-7-5170-7128-0

Ⅰ. ①老… Ⅱ. ①倪… ②李… ③王… Ⅲ. ①老年人
－健身运动－研究②老年人－体育锻炼－适应能力－研究
Ⅳ. ①R161.1

中国版本图书馆CIP数据核字(2018)第267579号

责任编辑：陈 洁　　　封面设计：王 伟

书　　名	老年人运动与体适能健身研究 LAONIANREN YUNDONG YU TISHINENG JIANSHEN YANJIU	
作　　者	倪宏竹 李文忠 王建基 著	
出版发行	中国水利水电出版社	
	（北京市海淀区玉渊潭南路1号D座 100038）	
	网址：www. waterpub. com. cn	
	E-mail：mchannel@263. net（万水）	
	sales@waterpub. com. cn	
	电话：（010）68367658（营销中心）、82562819（万水）	
经　　售	全国各地新华书店和相关出版物销售网点	
排　　版	北京万水电子信息有限公司	
印　　刷	三河市元兴印务有限公司	
规　　格	170mm×240mm　16开本　12.25印张　214千字	
版　　次	2019年1月第1版　2025年4月第4次印刷	
印　　数	0001－3000册	
定　　价	54.00元	

前　言

当下人口老龄化问题日益严峻，老年人的健康问题成为大家关注的焦点。其中体适能状况是衡量一个人身体健康的重要指标。如何通过合理的运动增强老年人的体适能、保持老年人的健康成为当下研究的重要课题。体适能研究主要是指：对人体肌肉系统、身体柔软性等身体综合指标进行研究。随着年龄的增长，老年阶段体适能状况也逐渐下降，人体衰老是自然规律，但是通过科学、合理的身体活动可以提高老年人身体免疫力，促进老年人体适能指标的提升。

基于此，全书安排了八章内容进行论述，期望通过对老年人体适能与身体运动相关性深入、透彻地研究，为全面提升老年人身体素质贡献建设性意见。

首先，阐述了当代人口老龄化的现状、老年人的健康日益受到慢性病高发的威胁以及如何提高国民生活质量的问题；其次，阐述国外老年人在体育健身方面的相关研究，从中提取适合我国老年人学习和借鉴的方式方法；再次，对健康体适能、体适能训练中涉及相关理论、发展体适能的传统方法、老年人的生理特点及运动等进行了系统的阐述，帮助厘清了体适能与健康、体适能与老年人、体适能与运动之间的关系，架构了全书的理论框架；最后，本书用了大量篇幅对太极拳相关知识进行科普，明确太极拳对老年人群体适能的影响，指出太极拳是有效提高老年人体适能的健康的运动方式。

纵观全文，本书有三大亮点值得一提：其一，内容系统、全面，作者试图建立一个完整的老年人身体健康发展体系；其二，在理论研究的基础之上，注重实用性和可操作性；其三，语言平实，本书按照由浅入深、循序渐进的写作思路展开，各章节、各段落环环相扣、层层深入，尽可能用平实的语言把如何提升老年人身体健康这个事情，论述的全面、透彻。

本书中，倪宏竹（河南科技大学）负责第二章、第五章、第八章的撰写工作；李文忠（华北电力大学）负责第三章、第四章的撰写工作；王建基（宁夏大学）负责第一章、第六章、第七章的撰写工作。

但由于作者知识水平的不足，以及文字表达能力的限制，在专业性与可操作性上还存在着较多不足。希望各位专家学者和广大的读者能够予以谅解，并提出宝贵意见。

作　者
2018年5月

目 录

前言

第一章 研究背景 ·· 1
  第一节 人口老龄化现状 ·· 3
  第二节 老年人慢性病高发趋势 ································ 4
  第三节 国民生活质量提高 ······································ 4

第二章 国内外研究综述 ·· 7
  第一节 国外老年人体育健身研究的进展与趋势 ·············· 8
  第二节 国内老年人体育研究现状 ······························ 11
  第三节 国内外运动干预对生命质量研究进展 ················ 19

第三章 老年人健康体适能研究 ···································· 25
  第一节 健康体适能概述 ·· 26
  第二节 老年人心肺耐力适能 ·································· 31
  第三节 肌肉适能 ·· 41
  第四节 柔韧性 ·· 53
  第五节 身体成分 ·· 62

第四章 老年人体适能训练理论研究 ································ 65
  第一节 社会发展与人类健康 ·································· 66
  第二节 心理学基础 ·· 67
  第三节 生理学基础 ·· 72
  第四节 解剖学基础 ·· 76
  第五节 营养学基础 ·· 78
  第六节 老年人科学的饮食习惯 ································ 88

第五章　老年人发展体适能的传统方法 ················· 99
　第一节　健身运动与力量素质 ················· 100
　第二节　健身运动与速度素质 ················· 105
　第三节　健身运动与耐力素质 ················· 107
　第四节　老年人健身运动与灵敏素质 ················· 110
　第五节　健身运动与柔韧素质 ················· 111

第六章　老年人生理特点与运动研究 ················· 113
　第一节　老年人的衰老变化 ················· 114
　第二节　老年人运动对健康的影响 ················· 118
　第三节　老年人运动对疾病的预防 ················· 126
　第四节　老年人运动健身的注意事项 ················· 127

第七章　老年人体适能健康运动——太极拳 ················· 135
　第一节　太极拳概述 ················· 136
　第二节　太极拳基本动作要领 ················· 140
　第三节　老年人初学太极拳注意事项 ················· 143
　第四节　二十四式简化太极拳 ················· 145
　第五节　太极拳对老年人群体适能的影响 ················· 167

第八章　老年人运动与健身建议 ················· 171
　第一节　老年人体力活动和运动指南 ················· 172
　第二节　老年人生活方式中的运动 ················· 173
　第三节　提高老年人力量、柔韧性、灵活性和平衡性的运动 ········· 174

参考文献 ················· 185

后　记 ················· 187

第一章
研究背景

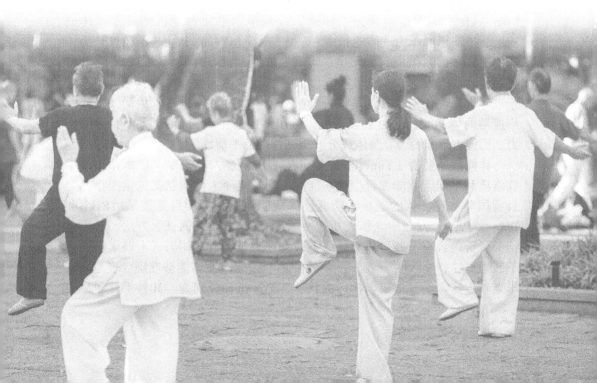

随着经济的高速发展，我国的各项事业都发生着剧烈的变化，在人口问题上，人口的老龄化问题急剧加深，成为我们不可忽视的一大问题。面对着经济大潮的推进，我们的生活质量的不断提高，人口福利越来越好，人口老龄化问题成为全球全世界共同关注的问题，也是我们必须要面对的危机。

不同的文化圈对于老年人有着不同的定义，由于生命的周期是一个渐变的过程，壮年到老年的分界线往往是很模糊的。有些人认为做了祖父、祖母就是进入了老年，有的人认为退休是进入老年的一个标志。世界卫生组织对老年人的定义为60周岁以上的人群，而西方一些发达国家则认为65岁是进入老年的标志。中国古代曾将50岁以上定为老年。一般来讲进入老年，生理上会表现出新陈代谢放缓、抵抗力下降、生理机能下降等特征。头发、眉毛、胡须变得花白也是老年人最明显的特征之一，部分老年人会出现老年斑的症状，也偶见记忆力减退。

所谓年代年龄，也就是出生年龄，是指个体离开母体后在地球上生存的时间。西方国家把45～64岁称为初老期，65～89岁称为老年期，90岁以上称为老寿期。发展中国家规定男子55岁、女子50岁为老年期限。我国历来称60岁为"花甲"，并规定这一年龄为退休年龄。同时由于我国地处亚太地区，这一地区规定60岁以上为老年人。我国现阶段以60岁以上为划分老年人的通用标准。截至2017年底，我国60岁及以上老年人口有2.41亿人，占全国总人口17.3%。

体适能一词对应的英文是Physical Fitness，但也有学者认为Physical Fitness在中国内地被译为"体质"，在中国港澳台地区则译作"体适能"，该词还可译为"体能和体力"。Larson和Yocom从生理学角度认为体适能由10种因素组成，分别是：疾病抵抗力、肌肉力量与耐力、心血管与呼吸耐力、爆发力、柔韧性、速度、灵敏性、协调性、平衡、准确性。对于老年人来说他们关心的是促进健康、预防疾病并增进日常生活及工作效率所需的体适能，即健康体适能。健康体适能主要包括5个方面：心肺耐力、肌肉力量和耐力、身体成分、柔韧性以及平衡性。

功能性体适能（Functional Fitness，FF）指身体心肺/肌肉系统及柔软素质和平衡素质的综合生理功能，是衡量老年人健康状况的重要指标。目前国际普遍公认的老年人功能性体适能测试指标项目是最早由Rikli和Jones，1999年发布的老年人功能性体适能测试（sFT测试）方法，其中包括的评价内容有上肢身体力量、下肢身体力量、有氧耐力、上肢柔韧性、下肢柔韧性、灵活性/动态平衡等六项指标，sFT测试能够准确合理地测试出老年人这六项身体机能指标的状况。测试指标分别为：30秒手臂屈举的次数（上肢力量）、30秒起——坐站立的次数（下肢肌肉力量）、6分钟步行时间或2分钟原地踏步次数（有氧耐力）、抓背实验测试两手中指间距离（下肢柔韧性）、座椅体前屈测试手指与脚距离（上肢柔韧性）、8英尺❶起立行走实验测试时间（灵敏性／动态平衡）。

进入老龄化社会后老年人面临的健康问题越来越严重，对老年健康进行研究就显得尤为重要。

本书通过比较国内外关于老年人功能性体适能的研究，探索出关于老年人功能性体适能的研究现状，为今后关于此方面的研究做奠基。

这是时代给我们抛出的巨大挑战，我们必须要面对和正视它。面对这个问题，我们要制定相应的政策和措施，从国家制度层面、社会层面、教育层面以及个人层面来解决它。正视人口老龄化，以正确的态度面对它，以合理的方式解决问题，并制定出相应的策略，这是现在各国所要做的事情，也是重要任务。怎样能够减轻国家的负担，能够提高老年人的生活质量，让老年人生活得更加有尊严是我们必须要解决的问题，无法回避。

第一节　人口老龄化现状

从我国的国情来看，人口老龄化从20世纪末就一直困扰着我们，是我国经济发展的瓶颈。这个问题的产生是社会发展和文明进步共同作用的结果，给我们带来巨大的挑战和威胁。相关数据显示，2010年我国就有1.77亿的60岁以上人口。全国60～70岁的人口占全国总人口的22%，数字在不断地上升。2012年，我国统计数据显示，60岁以上人口占全国总人口的14.3%。在2013年，我国老年人人口达到2.02亿，人口老龄化水平达到14.8%。据估计，到2050年，我国老年人人口将高于4亿，占总人口的30%以上，我国社会类型即将成为老年人人口占主体的高龄人口型社会。所以，在人口老龄化问题加剧的今天，研究健康体适能对老年人身体健康、生命质量的影响，是我国民生问题所要解决的重要问题。

---

❶ 8英尺约为2.44米。

第二节　老年人慢性病高发趋势

截至2012年5月，我国现有各类慢性病确诊患者约有2.6亿人，慢性病导致的死亡占全国总死亡人数的85%，由此导致的医疗费用支出占疾病负担的70%以上❶，慢性病高发，已经严重威胁到了老年人的生命质量，成为我国乃至世界的重要的公共卫生问题。并且，老年人随着年龄的增高以及生活水平不断提高，慢性病的发病率也越来越高。慢性病的特点包括"五高"和"四低"，前者特征体现的是发病率高、致残率高、死亡率高、费用高、高复发率；后者表现出知晓低、就诊低、控制率低及低痊愈率。

慢性病的这些特点严重地影响了老年人的生活水平和生命质量、影响他们的身心健康，对我国的公共卫生方面也造成了浪费资源和过度消耗资源的影响。慢性病的热点致使我国的医疗费用持续走高，据相关部门统计，2008年，慢性病人住院一次的费用相当于当年农村居民纯收入的1.5倍，相当于城镇居民全年可支配收入的五分之一。很多人这样说："救护车一响，一头猪白养"。另外，慢性病高发趋势导致我国的医疗费用暴涨、疾病负担加重。老年人患病的最主要的表现就是慢性病，慢性病的高发、防治、康复成为我国医疗部门迫切需要解决的难题。我国的第四次卫生服务调查结果显示，城市老年人最常患有的慢性病，多为糖尿病、慢性阻塞性肺病，农村老年人最常患有的慢性病，多为类风湿性关节炎、慢性阻塞性肺炎、胃肠炎等，而高血压和心脑血管方面的问题是人群中最普遍的病症。

第三节　国民生活质量提高

我国的十六大和十八大都将"全民健身"作为全面建设小康社会的发展目标。十八大提出"让人民享有健康丰富的精神文化生活，广泛开展全民健身运动，促进群众体育全面发展"。若要达到全面建设甚至在2020年

---

❶ 吴玉韶，党俊武. 中国老龄事业发展报告[M]，北京：社会科学文献出版社，2013.

建成小康社会的目标，体育锻炼是其不可或缺的内容。体育关系着全中国人口的健康和幸福，关系着我们的生命质量。"全面建成小康社会"——全民健身目标的提出和实现，随处可见的体育场、体育馆、健身小广场等基础建设使体育走进了人们的生活，更加亲近人们的生活，人们对于体育健身的需要和要求也越来越高。随着国家倡导，人们的体育活动越来越多，体育健身的方式也多种多样，人们更好地利用休息日、节假日、黄金周等时间进行运动，代表着休闲时代的到来。休闲时代的到来对于体育健身活动提出更高的要求，要求丰富多样的健身形式和体育活动填充人们的生活。让人们以更加饱满的精神迎接新时代、迎接工业化、信息化的社会。全面建成小康社会要"以人为本"，人是社会发展最核心的部分。一切以人的要求为出发点，人的健康是我们必须要重视的。人的健康分为身体的健康和心灵的健康。体育锻炼和健身不仅可以使人的身体强健，更加可以满足人们的心灵，使心灵阳光。经济的快速发展、社会的进步给体育健身提出更高的要求，促使它向更加多元的方向发展，尤其社会越加发展，疾病的种类也千奇百怪，人们对健身就会更加依赖。

第二章
国内外研究综述

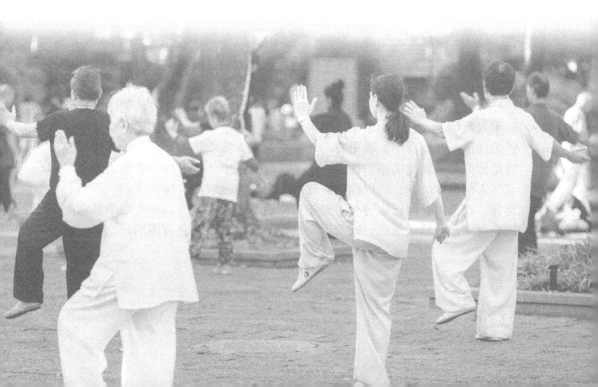

老年人是国家的宝库，是智慧、经验、才学、知识的集合体，对社会的发展进步有重要的延续作用。老年人的健康生活方式，可以在社会上形成良好的社会风气并延续下去，他们的健康观念可以推动社会的发展进步，影响下一代，从而影响社会整体的健康观念。因此，发展好老年人的体育健身活动，对国家、社会、老年人自身都有相当多的好处。发展老年人体育活动，可以增强老年人体质，可以调节老年人心情从而预防和治疗各种疾病，尤其是各种慢性病、老年病，预防老年人的老化。同时，还可以减轻我国医疗卫生事业的负担，降低消耗，提高家庭生活质量。老年人体育健身事业的发展，可以推进我国各类事业的发展，有着非常大的经济效益。

"注重发挥家庭和社区功能，优先发展社会养老服务，培育壮大老龄服务事业和产业，进一步明确了养老事业的发展方向"，党的十八大进一步提出积极发展老年人体适能健身事业，为实现全面建成小康社会宏伟目标做贡献，为提升老年人生命质量和幸福生活而努力。在人口老龄化问题越加严重的今天，老年人的生活幸福指数是测量国民幸福指数的重要因素，老年人的健康关系着国家的经济指标，发展指标等。本章从国内外老年人体适能与健身的研究入手，研究这一内容的含义、意义、发展、成果、热点等，为我国发展老年人体适能健身事业奠定理论基础。

第一节 国外老年人体育健身研究的进展与趋势

国外的一些对于老年人体适能健身研究的项目取得了很大的成功，最值得一提的就是日本对于老年人健身的调研以及动机调查。在日本，健身已经成为老年人生活的一部分，每周保持三次有规律的健身的老年人达到一半人数以上。日本的老年人追求健康、高质量、多元化的健身，这是他们的动机。在健身中，娱乐身心、结交朋友、陶冶情操，他们十分注重健身给他们带来的充实感，他们更加关注政府关于体育卫生事业的投入及对老年人的群体关注，所以他们在健身方面满意度较高，这是他们生活的一部分。在美国，同样也进行了老年人体适能健身的调查，调查结果显示美国老年人健身热潮涌起。欧美以及日本关于老年人健身方面的理论研究比较权威，对老年体育的研究较早甚至更为深入全面❶。

一、国外对老年人健身的理论研究现状

国外老年人健身的研究开始较早，而且很全面，他们从运动健身理论入手，从宏观方面进行细致的研究。随着经济社会的发展、人们生活水平的提高，人们对运动健身的追求越加浓烈。人们在运动健身方面的觉悟和意识很高，目标很明确，国外在这方面的研究更具有操作性，研究的对象也很清晰。国外学者极少研究运动和生命质量的渊源，而是比较侧重的研究运动对寿命、健康、身心娱乐等方面的影响；同时，侧重研究运动与休闲娱乐以及幸福指数的关系。

二、体育运动与生命质量的关系研究

国家的体育健身事业关注各个群体的生命质量研究，如老年人群体、中年群体、青少年群体、妇女群体、残疾人群体以及肥胖人群体等。由于人口老龄化问题持续加剧，以及青少年的身体素质不断地下降，这两类群体成为我们研究的重中之重。研究发现，60岁以上的老年人经常进行适度的运动，对于增强肌肉能力，改善血液循环，缓解疼痛等有很大的帮助；同时，还可以调节情绪，改善抑郁情绪，更加乐观向上。青少年进行适当的体育运动，对于增强体质，改善肥胖，提高免疫力有很好的作用。因此，运动健身，与我们的生命质量和幸福指数息息相关。国外的很多研究发现，适当的运动健身对于改善帕金森症状以及干预和治疗各种慢性病有很好的效果。运动可以提高认知能力，可以增强身体的机能，可以改善微循环，可以控制疾病的蔓延。每周进行至少三次、每次高于30分钟的健身活动，对提高生命质量大有帮助。

三、国外老年人运动干预研究现状及进展

国外的对老年人运动的研究实例论证很多，理论很少。国外的研究比较看重实践，它是以一定的理论为指导，联系了相关学科，例如医学、社

---

❶ 张玮. 太原市万柏林区老年人体育健身现状调查[J]，山西师范大学学报（社会科学版）研究生论文专刊，2014（S3）.

会学、生理学、心理学等。在科学理论的指导下，注重实用价值及实践研究，以此研究运动健身对老年人身体的影响，体育健身的发展趋势、运动的干预等。国外的一些学者对老年人的运动干预进行了实证研究。

对于老龄化社会而言，西方国家进入老龄化国家比我国要早。所以，他们有很多的关于老龄化问题应对策略以及国家在这方面治理的经验，可以给我们提供很好的借鉴。西方国家的社会学家以及医学家很关注运动对人们生活质量的提升问题，进行了大量的研究，同时，体育事业顺应时代的发展，充分发挥其优势，以运动的方式提升生活质量简单易行，效果好。所以，各国都在积极研究从体育健身层面解决人口老龄化所面对的问题。学者Vute、Rajko等认为老年人体适能健身研究日益成为备受研究者和实践者喜爱的一门课题。老年人们也很喜欢接受新鲜事物，被那些新型的体育活动吸引。个人强大的好奇心使他们对体育活动开始规划，开始有规律、有计划地进行运动，同时，医药卫生事业提倡的运动疗法、娱乐疗法备受老年人喜爱。比如老年人体操、老年人广场舞、登山、瑜伽等活动，只要合理地规划，有实施的动机，就会天长日久地坚持下去，从而让运动成为我们健康和快乐幸福的源泉。

还有的西方学者认为老年人体适能健身活动对老年人精神方面的作用非常之大，可以提高老年人的精气神儿。通过健身活动，可以结交到很多的朋友，谈天说地，交流心得，共同分享彼此对生活的感受，为老年人打开人生第二春，激发他们的活力。传统老年人的生活，由于生理和心理的原因，老年人因为孤独和疾病，常常感到寂寞、抑郁。这就会使老年人郁郁寡欢引起更多的疾病和心理问题。当他们积极地参与到运动中后，就会有积极的心态去处理以上的问题，帮助他们走出人生的阴霾，生命质量就会提高。

四、国外老年人健身活动影响因素现状分析

在国外，关于体适能健身活动的影响因素的研究客体，范围包括少年、青年、男性、女性、成年人、老年人等。影响健身活动的因素有很多，如年龄、文化程度、健康状况、性别、经济收入、职业、有无病史等。例如，关于运动效能和体育活动效率的研究适用于各类人群。运动效能，即运动的动机也就是兴趣，他与运动的效率是成正比的，运动动机强大，兴趣强大，那么体育健身的效率就会很高，如果效能动机欠佳，身体就易疲劳，效率低下等，同时，也跟社会的支持有关系。

关于青少年群体，从社会生态学构架来讲，影响他们体育健身活动的

因素有很多：人口学因素，主要指年龄和性别及种族等因素；心理因素，生态环境中，影响心理因素原因诸多，但较为突出的是自我效能、态度和目的等因素；行为因素，泛指从事某种体育活动的一种行为；社会文化，这里主要突出的是父母和兄弟姐妹的教育支持以及朋友之间的互相影响；环境因素，是指构成环境组成的下一个层次的基本单元，例如活动的便利性和参与机会等。

综上，国外的一些研究运用不同的方法对运动进行干预，来看对老年人身体、器官、心理、机能发生的变化，以此判断体育锻炼对老年人的生命质量、寿命的影响。但是，这种研究虽然很有实用性，但对影响规律健身行为的社会学因素分析得不是很透彻，主要是从人口学的视角，包括年龄、性别、民族、种族等方面，从行为、社会支持和社会资本等社会学层面研究的不多。

第二节　国内老年人体育研究现状

一、老年人体育研究总体状况分析

在中国学术期刊网络出版总库（CNKI）索引区输入"体育"二字，就会有403148条记录：期刊来源类别包括全部期刊、SCI来源期刊、EI来源期刊、核心期刊、CSSCI，共有文献252332条，年鉴共196006条，博硕士论文共20615条，国内国际会议共9629条，报纸共20525条。

以"老年人体育"为题目搜索，共有3350条记录：期刊1722条，年鉴共1136条，博硕士论文共490条，国内国际会议共178条，报纸共315条。

从1993年至2012年近20年的时间段内以"老年人体育"为题目搜索，共有3080条记录，其中包括博硕士论文、国内国际会议、报纸、年鉴等。近20年"老年人体育"相关文献年均文献量为153.96条，总体发展有逐年递增的趋势，如图2 1所示。

以"老年人生命质量"检索2003—2012年相关文献，所有的博硕士论文共有11篇。其中，在2003、2004、2008和2010年没有一篇以此为篇名的博硕士论文，其他年份也只有1—2篇，最多的在2005年有3篇，说明以"老年人生命质量"为主要论题的系统研究较少，如图2-2所示。

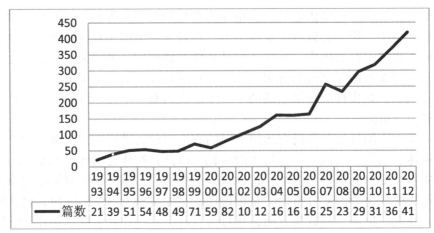

图2-1 1993-2012年"老年人体育"主题检索文献

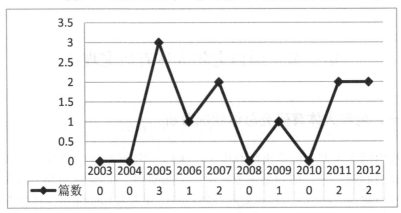

图2-2 "老年人生命质量"篇名检索博硕士论文

以"老年人体育锻炼与生命质量"检索2003—2012年的文献资料,检索出所有的博硕士论文共有16篇,如图2-3所示。

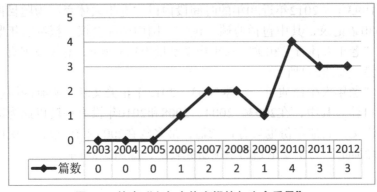

图2-3 检索"老年人体育锻炼与生命质量"

以"老年人体育锻炼与生命质量"检索2003—2012年的文献,共26篇,2003、2004、2005年没有一篇博硕士论文以此为主题,接下来每年有24篇博硕士论文以"老年人体育与生命质量"为研究主题,如图2-4所示。

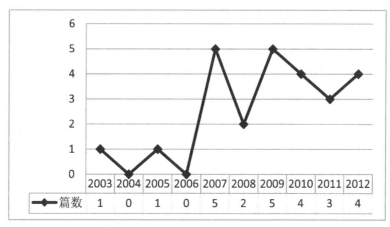

图2-4 检索"老年人健身锻炼与生命质量"

除此之外,作者在进行老年人体育研究的同时,还搜集了大量的相关论著,见表2-1。

表2-1 前期阅读的相关著作

作者	书名	出版社	出版年份
[印]森[美]努斯鲍姆	《生活质量》	社会科学文献出版社	2008
刘渝林	《养老质量测评》	商务印书馆	2007
余宏	《上海城市居民生活质量研究》	中国财政经济出版社	2009
周长城,柯燕	《客观生活质量:现状与评价》	社会科学文献出版社	2008
[加]杰克逊	《休闲与生活质量》	浙江大学出版社	2009
周长城	《社会发展与生活质量》	社会科学文献出版社	2001
施祖美	《老龄事业与创新社会管理》	社会科学文献出版社	2013
吴玉韶	《中国老龄事业发展报告(2013)》	社会科学义献出版社	2013
郅玉玲	《和谐社会语境下的老龄问题研究》	浙江大学出版社	2011
[澳]马克·拉普勒	《生活质量研究导论》	社会科学文献出版社	2012
赵宝华	《提高老年生活质量对策研究报告》	华龄出版社	2002
高峰	《生活质量与小康社会》	苏州大学出版社	2003

续表

作者	书名	出版社	出版年份
刘志民，赵学森	《少数民族传统体育与生命质量》	人民体育出版社	2011

二、老年人体育研究进展

以上述文献的研究作为指导和引领，我们深入细致地研究了老年人体育的目标性以及广泛性。在上述文献中检索出老年人体育的相关内容，分门别类地考察与老年人体育相联系的领域，老年人体育研究领域包括：老年人健身发展的现状与对策、老年人运动干预、老年人参与健身的影响因素、老年人健身与生命质量、老年慢性病患者与健身。

由于我国人口老龄化的问题不断加剧，我们的党和国家非常地重视。尤其我们现在处于全面建成小康社会的关键时期，想要实现美丽的中国梦，让老年人生活更幸福，身心更健康，我们需要做的还有很多。针对老年人体育做的研究，以及根据对老年人心理健康、生活质量的领域的研究分析会越来越多。对于老年人体育健身的研究呈现逐步深化的趋势，同时，和其他领域的合作及联系越来越深，特别是社会学、心理学、医学、生物学等。但是对于老年人体育健身的研究目前还存在很多的不足，例如重复较多和研究太过集中等，如图2-5所示。

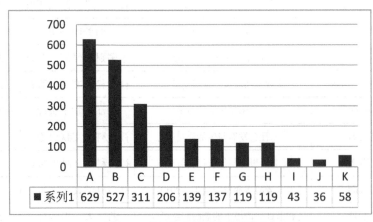

	A	B	C	D	E	F	G	H	I	J	K
■系列1	629	527	311	206	139	137	119	119	43	36	58

图2-5 "老年人健身"研究视域

A（发展现状）；B（影响因素）；C（运动干预）；D（城市老年人体育）；E（农村老年人体育）；
F（老年人体育锻炼行为）；G（体育运动与生命质量）；H（老年人体育与心理健康）；
I（老年慢性病人与体育锻炼）；J（综述类）；K（其他）

三、规律健身行为国内外研究进展

随着市场经济的不断发展，社会进步的速度加快，不管是大城市还是中小城市，随着人们生活水平的提高，对于体育健身的要求也越来越高。体育健身的活动在改善人们心理、生理以及在疾病和死亡方面发生的作用也越来越大，所以关注度也越来越高。适度的体育健身对身体健康有很好的调试作用，但是运动过量引起的机体损伤也不容忽视，虽然人们对体育健身的认知和要求越来越高，但是在合理健身、适度调整方面的认知还不成熟、不完善。在研究中发现，健身的人很多，但是能够合理规划健身，合理适度地健身的人非常少，能够坚持的人也很少。国内研究发现，大部分居民对于健身行为的作用和价值有较为清晰的认识，但很多人还没有形成明确的健身意识和自觉锻炼的习惯，不能坚持规律的健身行为，没有把健身当作自己的日常生活方式，对身心健康和生命质量的提高有较大程度的影响❶。

对成年女性的体育健身行为的分析显示，成年女性从健身中得到效用，例如塑身、减脂等好处比那些从健身中得不到想要的效用的积极性和动机要高。英国学者对没有形成健身习惯的200名女性进行运动健身干预调查，结果发现她们并没有认识到健身对身体的好处与影响。因此，提出了运动干预的建议和意见。我国学者邱亚君认为，人类的休闲行为分为不同的发展阶段，每个阶段都有不同的限制因素来制约人们的各种休闲行为。总体来说，分为四个限制因素，即自身限制、人际限制、结构限制和体验限制。结构限制是一种硬性的限制因素，而其他三种因素可总结为主观的意识态限制❷，我国对老年人健身的研究还不够全面，缺乏系统性，还有待进一步的完善。

四、老年人体育健身研究进展

（一）老年人体育健身研究发展

1981年，《北京体育》杂志第3期发表了《老年人和病患者怎样进行体

---

❶ 汤国杰，丛湖平. 社会分层视野下城市居民体育锻炼行为及影响因素的研究[J]，中国体育科技，2009（01）.

❷ 邱亚君. 休闲体育行为发展阶段动机和限制因素研究[J]，体育科学，2009（06）.

育锻炼》的文章，这篇文章的发表，代表了我国开始对老年人体育健身进行研究。对于老年人的身体素质适不适合进行锻炼，病患的身体情况适不适合进行锻炼，有两种说法：其中一种主张静养，觉得老年人和病患的身体状况适合休养，不适合进行体育锻炼；另一种说法是认为老年人和病患要进行适当的运动，要动静结合。有文章认为第一种说法是消极的，第二种是积极的、健康的❶。

之后有许多学者对老年人健身与其心理、生理关系进行研究，譬如陈艳贞，林书朋（1982）在《福建师范大学学报》（自然科学版）的《医疗体育对老年人骨折愈合的影响》上首次提出"医疗体育"的概念，并运用了实验干预的方法，当时在国内学界是领先的。刘建华（1983）在《中国劳动》第16期发表的一篇文章《桃源县举行首届老年人体育运动会》首次提到有关老年人运动会的信息。项建初《对上海市老年人体育锻炼情况的调查研究》是第一篇发表在核心期刊上的对某地区老年人健身现状的调查与研究，还有陈殉（1986）对中老年人健身的若干看法。陈景富（1985）健身对老年人生理心理状态具有非常重要的影响❷。张素心《老年人减肥法》中提到老年人通过健身运动来减肥，指出"健身是可以消耗一些热量的，但效果甚微"，全年只有这一篇有关老年人体育的文章。

（二）老年人体育健身研究热点分析

1.老年人健身发展现状及对策

我国的老年人体育研究起步较晚，是由于我国政治体制有别于西方国家，长期以来，我们虽然也开展群众体育，但是，我们没有"老年人体育"这一概念。但随着我国社会的不断发展和改革开放的不断深入，我国的老年人健身研究开始步入正轨。其研究和发展涉及发达、欠发达的地区和城市，涉及各个行业，但是研究却并不深入。

很多学者通过各类的调查手段进行大规模调查，针对老年人健身的方式、健身的时间、健身的地点、健身的负荷、健身周期等进行调查，结果得出城市老年人体育健身的一些特点和方式、健身的管理以及健身效果和措施❸。学者王雪峰提出了"体育生活"的概念❹，2004年颁布的《上海市

---

❶ 付上之. 老年人和病患者怎样进行体育锻炼[J]，北京体育，1981（3）.

❷ 陈景富.体育锻炼对老年人生理心理状态的影响[J]，沈阳体育学院学报，1988（1）。

❸ 林昭绒，吴飞. 城区中老年人体育健身现状研究[J]，武汉体育学院学报，2003（3）.

❹ 王雪峰，吕树庭.广州市城区老年人体育生活的现状及未来走向研究[J]，体育科学，2004（4）.

全民健身发展纲要》，提出了"体育生活化、生活体育化"的理念❶。学者周信德主要针对我国农村社区的老年人体育健身进行研究，内容包括健身方式、特点、健身管理等❷，以上这些文章最显著的特点就是群体针对性，调查对象是老年人群体，而且是各个地区的老年人的群体。但是它们也有一些重复性研究的缺点，而且有些文章的研究脱离了实际，没有联系当地的一些实际情况。

中国老年人体育健身的特点是活动多、时间长、更持久；亲和力强、建立良好的人际关系；活动项目多样、场所固定；健身动机多样化。其发展趋势是老年人坚持健身活动的生活方式将越来越普及，也使终身健身成为可能；老年人健身需求性的提高以及科学化健身的开展，更加对我国的文体活动文体事业的综合性提出了更高的要求，使"运动处方"的锻炼方式在老年人中首先得以实现❸。

2. 老年人参与健身影响因素研究

持续一定时间、中等强度、有规律的身体活动对人类的身心健康至关重要，对其影响因素的研究是身体活动干预措施制定，扩大大众健身参与面，提高我国健身人口总量、优化健身人口结构，提升我国居民生命质量的重要依据。因有规律的身体行为对于不同性别、年龄、种族的各类人群的积极作用都是肯定的，无论是对健康人的疾病预防、体质增强，还是对病人特别是慢性病人疾病康复及并发症预防都是有益的，所以国外有规律身体活动影响因素的研究涉及儿童、青少年、成年人、老年慢性病人等各类人群。健身活动行为影响因素涉及范围很广，包括一般因素（性别、年龄、文化程度、职业、经济状况等）、个体健康知识、社会资本和社会支持、环境条件、健康状况等因素。

许丽存、寸淑梅（2010）认为：天气、身体状况、器材设施是影响老年人健身的主要因素。建议社区应加强健身宣传力度，使健身观念深入人心，同时完善社区老年人健身组织机构，加强科学管理，增加健身设施和丰富社区老年健身活动项目❹。乔梁（2000）运用问卷调查等方法，对

---

❶ 上海市人民政府.上海市全民健身发展纲要（2004年—2010年）（沪府发[2004]18号）[R].
2004（06）.

❷ 周信德.农村老年人体育现状与发展对策[J]，体育文化导刊，2007（02）.

❸ 辛利，周毅.中国城市老年人体育生活方式的现状与发展趋势[J]，中国体育科技，2001
（03）.

❹ 许丽存，寸淑梅.昆明市官渡区老年人体育锻炼现状及影响因素分析[J]，云南大学学报，
2003（02）.

老年人健身行为的制约因素进行了系统分析和相关变量分析，得出健康、经济收入、家庭、社会因素成为制约老年健身行为主要原因的结论❶。葛芳方（2004）经过调查得出，很多老年人健身意识淡薄，不愿意参加健身活动，究其原因主要有：家务活忙，没有时间锻炼；科学健身知识掌握较少；受场地、器材、经费的限制等。李伟、孙殿恩（2006）指出，健康是影响老年人参加健身的首要因素，尽快克服由于角色变换所带来的失落与孤寂感是促使老年人锻炼的积极因素。不同家庭类型、与同住人员关系、职业经历、受教育水平、对健身功能的认识等是老年人参加健身的重要影响因素❷。张燕（2010）指出三个方面影响老年人健身：即生理健康、场地设施和运动保护预防损伤等对老年锻炼者参加健身的影响。

3.老年糖尿病患者与运动干预

有规律的有氧运动可以增加胰岛素的敏感性，所以对于健康人或者病患都很有益处。运动可以增加糖的利用，改善心肺功能，可以减少肝糖的输出，因此，长期运动的病患，血糖含量会降低，所以说长期运动比药物控制血糖的方法更有效。

对糖尿病患者进行运动干预，干预12周后，实验对象运动步数大幅提高，运动量增多，空腹血糖、糖化血红蛋白下降。研究认为，应大力提倡行走这种简单易行、安全有效的防治糖尿病方法❸，徐刬萍、陆大江（2011）也有类似的研究，运用骑脚踏车的方式对Ⅱ型糖尿病患者进行运动干预，14周后，受试者体脂率、腰围、臀围值均下降。运动干预对Ⅱ型糖尿病的疗效已被人们广泛接受。有氧耐力运动被证明是Ⅱ型糖尿病患者治疗的最适宜运动方式。❹

糖尿病的发病原因为遗传、肥胖、体力活动不足等，因此，在人们物质生活水平提高、生活方式巨变的现代社会，将规律健身行为推向"易患人群"及"健康人群"的各个社会阶层，将是该领域今后发展趋势及面临的重要课题❺。

运动干预还从改变患者生活方式进行研究，通过系统健康教育，饮食

❶ 乔梁. 兰州市区老年人体育行为制约因素研究[J]. 兰州铁道学院学报（社会科学版），2000（05）.

❷ 李伟，孙殿恩. 老年人参加体育锻炼影响因素[J]. 赤峰学院学报，2006（03）.

❸ 陆大江. "有效步数"对Ⅱ型糖尿病患者的疗效影响[J]. 体育与科学，2011（02）.

❹ 麻新远，衣雪. 简论身体话动和运动干预对Ⅱ型糖尿病的作用[J]. 沈阳体育学院学报，2010（03）.

❺ 张晓妍. 糖尿病的运动疗法[J]. 中国临床康复，2006（36）.

控制，步行等手段，进行为期21周的健康干预。结果显示，受试者营养KAP得分除营养态度外与大多数体质健康和体检指标一样均有较大改善，患者对治疗性生活方式管理实验的满意度较高❶。

以上专家从多个方面对运动干预对糖尿病患者病情的改善进行研究，取得了很好的效果，对患者的病情改善也起了很大的作用。所以，专家建议老年人要保持有规律的中强度的锻炼，提高他们的健身意识，增强他们的幸福指数。老年人的生活幸福指数提高是我们实现伟大中国梦的一个推进器。

第三节　国内外运动干预对生命质量研究进展

一、生命质量的概念

生命质量（quality of life）亦称生活质量或生存质量❷。J.K.Galbraith（1958）于20世纪中叶第一次提出"生命质量"这一概念后，生命质量逐渐发展成为一个专门的研究领域。但迄今为止生命质量尚未有一个统一的定义，国内外学者从自身的研究角度出发，对生命质量的概念有着不同的界定❸：J.K.Galbraith（1958）研究认为，生命质量是指人的生活舒适、便利的程度，精神上所得的享受和乐趣。Angus Campbell（1976）从人的主观感受出发认为，生命质量是生活幸福的总体感觉。而W.W.R.Stow（1971）认为，生命质量是生活条件的综合反映，从两方面概括较为具体，其一从自然来讲，是指美化公民生活的氛围和环境；其二从社会角度来讲，是指许多个体互相影响、共同成长的为一个群体，向更优质的方向发展。如目前先进的交通设备、保健行业的快速发展及高校不断整改的教学设施等。

也有学者把主观感受与客观的条件结合起来定义生命质量的概念，如林南（1985）将生命质量定义为"人们对生活环境的满意程度和对生活的全面评价"❹。

---

❶ 刘晟，韩海军，窦晶晶. 运动和营养手段联合干预糖尿病患者的效果观察[J]. 成都体育学院学报. 2012（7）.

❷ 周长城，等. 社会发展与生活质量[M]. 北京：社会科学文献出版社，2001.

❸ 周长城，等. 全面小康：生活质量与测量一周际桃野下的生活质量指标[M]. 北京：科学文献出版社，2003.

❹ 许军. 健康评价[J]. 国外医学社会医学分册，1999（16）.

我国学者万崇华（1999）从哲学、社会学、心理学和医学等多学科的角度综合考察生命质量，将生命质量概括为三个层次。第一生存质量，其内涵可界定为病人对其疾病和相关的医学治疗所产生的在躯体、心理、社会地位和作用上的影响的主观认知和体验。这个层次强调的是维持生存、保持躯体的完好、消除病痛以及为维持生存所需的基本功能，主要面向病人。第二生活质量，其内涵可界定为人类对其生活的自然、社会条件以及其自身状况的主观评价和体验，以及对其整个生活条件和状况（物质和精神文化）的主观满意度评价。这个层次重点强调维持生存和丰富生活，并且时刻保持愉快的心情与社会形成和谐共处，换句话说就是生活要过得好，注重的是生活品质及过程。第三从生命质量的狭义概念出发，不同文化和价值体系中的个体与他们的目标、期望的生存状况的体验。第三层不但是对前两个层次的渗透，再次强调其内容的突出点，而且还强调对自身价值和自我实现的认知以及对社会的责任和义务。

除此之外，我国学者汤明新、郭强等人结合客观环境以及机体自身感受来诠释生命质量，完整地呈现其内涵。研究认为，生命质量更侧重于自我感受，例如运动产生的躯体感受、心理感受、社会体验等方面。以上各种感受良好作为测量生命指数的指标，是用幸福感、满意感或满足感表现出来的[1]。

所谓生命质量，不同的学科领域的专家有不同的看法，因为他们的研究目的和对象不同，定位不同，诠释生命质量的内涵就不同。生命质量又被称为生活质量、生存质量等，有的领域还叫生命素质。对于生命质量的定义很多，但是却没有一个权威的诠释。

WHO生活质量研究组认为："不同文化和价值体系中的个体对与他们的目标、期望、标准以及所关心的事情有关的生存状况的体验。与此相应的中文翻译也比较混乱，如生活质量、生存质量、生命质量等。"[2]

生存质量处于最底层，是人们基本的物质需求，例如温饱的需求、生理的需求等，偏重于物质水平，可以用恩格尔系数表现。生活质量介于生存质量和生命质量之间，即强调物质层面的满足，也强调精神层面的满足。生命质量是最高层次的，即包含了经济方面的幸福观，也包含主观的

---

[1] 汤明新，郭强等. 健康相关生命质量评价研究与应用现状[J]. 中国社会医学杂志，2006，（23）.

[2] 郝元涛，方积乾. 世界卫生组织生存质量测定量表中文版介绍及其使用说明[J]. 现代康复，2000，（04）.

幸福感，同时，还有生命周期的完整性。本书认为，生命质量是主观的心理反映和现实一致，也就是强调个体的适应性能够符合社会的发展。而生命质量也分为正负两个方面，即积极的因素和消极的因素。

二、生命质量的测量

生命质量的测量方法涵盖面非常广，可以分为主观层面和客观层面；从生活层面讲，又可以分为单一层面和多元层面。

有世界卫生组织生存质量测定量表（WHOQOL）、生存质量测定量表简表（WHOQOL-BRIEF）、欧洲五维健康量表（Eq-5D）、明尼苏达心功能不全生命质量测试量表和中医体质量表等。

综上所述，生命质量和生活质量是多元的概念，主要强调以个人感受为主，是一个人对所处环境以及生活情况的满意度，包含满足感和幸福感。生命质量重视的是一个让人的社会性和心理层面可以从正负两个方面反映机体的健康情况，生命质量高低与健康水平成正比。因此生命质量的测量是衡量健康水平的重要手段。

三、运动干预与老年人生命质量

在健身运动与普通人群生命质量关系的研究中，有关老年人群和青少年生命质量的研究一直是国外学者长期关注的焦点。C.Hautier（2007）认为，60岁以上的老年人参与健身锻炼对改善身体心理健康、适应社会关系和环境、提高生命质量方面有显著作用。Richard Sawatzky（2007）在对加拿大65岁以上的老年人的业余健身活动和生命质量关系的研究中发现，每周消耗1000卡能量的活动能有效缓解老年人身体疼痛、情绪抑郁等生活和心理问题。参加健身锻炼与身心健康、生命质量关系有显著的相关性。

国外专家学者非常注重研究运动干预对各种慢性病患者群体生命质量的影响作用。如R.Gobbi、M.Oliveira-Ferreira等人（2009）对帕金森症老年患者进行每周3次、每次40分钟以上、为期8周的越野行走训练，目的是观察其对帕金森症患者生命质量的影响。结果表明，越野行走对帕金森症患者的日常活动、认知能力、身体机能和生命质量等都有显著性的改善。

随着21世纪的到来，体育学界开始对运动干预与老年人身体健康进行研究。随着社会的发展，医学、心理学、社会学等学科不断地完善且成熟，为我们研究生命质量这一重要课题提供了丰厚的理论基础。同时，各个学科领域也开始对老年人健康与本学科的关系进行研究。这种相互的作用，使运动干预与老年人生命质量研究这一研究有了深入的发展。笔者曾经以"运动干预与老年人生命质量"为主题进行模糊的检索，检索出从1993年到2012年相关期刊共有320条信息，其中发表在核心期刊和CSSCl上的文章共有70篇。

在检索出的这些信息中，大多数内容都是健身和医学方面的。其中以中国健康进行三至六个月的干预❶。此外，传统的八段锦❷、五禽戏、易筋经等健身气功对老年人慢性病的干预非常有效。近年来，从养生的角度，我国学者展开了积极的研究。气功，作为老年人比较追捧的锻炼方式，老年人的态度是比较积极的，气功锻炼有助于提高老年人的健康水平和生活质量，有助于改善机体机能、提升生活活力等❸。曾云贵、周小青、王安利等（2005）通过对中老年八段锦练习者75天练习前后身体形态和生理机能各项指标变化的研究，结果表明：练习八段锦能明显提高中老年人上肢和下肢力量素质、明显改善呼吸系统机能、提高中老年人关节灵活性、平衡能力和神经系统灵活性。为期12周的五禽戏锻炼，可有效提高中老年女性锻炼者身心健康水平。而太极拳是一种集哲学、道学、医学、养生学于一体的健身运动，能够有效提高各种人群生活质量。现代众多医家运用多种方法从不同角度论证了太极拳对改善生活质量具有良好作用。但多数文献乃是个人经验或者是理论整理，逻辑严谨的科学研究仍不多。对太极拳这种蕴涵中国传统养生文化精髓的传统健身进行科学研究，将其广泛运用于医学、保健、养生等各个领域，将对提高人体生活质量、促进健康具有重要的意义❹。

通过以上的研究，我们发现传统的健身方式已经成为我们对老年人进行运动干预的主要手段。虽然这些研究并不能表明老年人健身与生活质量的关系和影响，但作为健身和生活质量的理论研究具有十分重要的作用。本书课题今后努力的研究方向是要结合经济发展并且传承传统健身，创新健身方式与科技的发展相结合，研究出具有时代意义的，改善老年人生命质量和幸福指数的健身方式。

观察国外的老年人的健身健康研究情况，在老年人体适能训练与健康

---

❶ 张静文，杨扬，唐宏亮. 太极拳干预社区中老年人亚健康状态的临床随机对照实验[J]. 南京体育学院学报（自然科学版），2011（06）.

❷ 潘华山，等. 八段锦运动处方对II型糖尿病患者康复治疗的临床研究[J]. 广州中医药大学学报，2008（03）.

❸ 沈晓东，等. 上海市健身气功习练人群生命质量调查[J]. 上海预防医学杂志，2011（03）.

❹ 杨扬，唐宏亮，庞军. 太极拳提高生命质量研究的文献概述[J]. 医学综述，2008（10）.

方面取得了很大的进展。国外的研究更多的是从实践性、实证性方面进行研究。这给我国的研究提供了先进的、科学的理论知识和实践经验。虽然我国在老年人健身方面的研究已经有了长足的进步，但是在联系实际、顺应时势方面还有待进一步发展。在理论方面，也存在实证研究方法缺乏科学性以及多领域跨学科互动研究急需拓展创新等问题。

第三章
老年人健康体适能研究

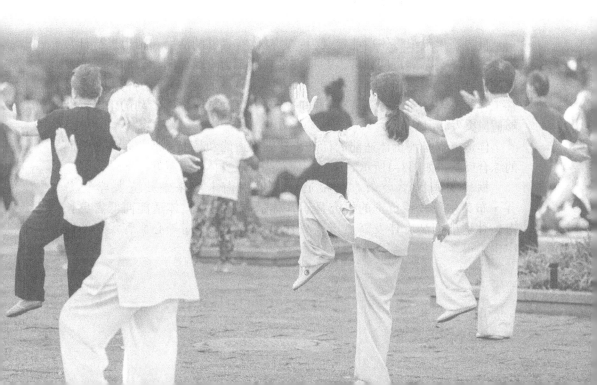

随着经济的发展，我国国民的生活水平不断地提高，越来越多的人开始进行体育健身活动。为了庆祝2008年北京奥运会的成功举办，同时也为了满足广大民众对体育健身活动的要求，我国从2009年开始，将每年的8月8日定为全民健身日，这使全民健身的热潮高涨。

虽然人们的生活水平不断地提高，但是现实生活中也有很多隐患困扰着我们，例如高血压、心脏病、心肺衰歇等慢性病，拥有一个健康的体适能对于我们尤为重要。健康的体适能包括心肺耐力、身体的柔韧性、肌肉的力量和耐力等。健康的体适能被认为与人们的生命质量和幸福指数息息相关，健康的体适能让我们轻松地面对生活、工作和学习。尤其在十八大以来，国家倡导全民健身，拥有健康的体魄是我们美好生活的基础，同时也是实现美丽中国梦的基础。所以，对健康体适能进行研究和评定，是具有重大意义的。

第一节　健康体适能概述

制订运动处方的依据是健康体适能的测定结果。同时，健康体适能测定结果也是老年人健康教育和观察锻炼效果的依据。

一、健康体适能概述

世界卫生组织将体适能定义为："身体有足够的活力和精力进行日常事务，而不会感到过度疲劳，并且有足够的精力享受休闲活动和应付突发事件的能力。"我国将其定义为："人体所具备的，有充足的精力从事日常工作（学习）而不感到疲劳，同时有余力享受健康休闲活动的乐趣，能够适应突发状况的能力。"

体适能商是评价体适能的标准，健康体适能和技能体适能是体适能商的综合反映。如图3-1所示。体适能商越高代表身体素质越好。

据《美国医学会杂志》报道，一项由南卡罗来纳州立大学史蒂芬·布莱尔敦教授负责的研究显示，体适能商高者比体适能商低者更长寿，体适能商高者伴发高血压、高甘油三酯或糖尿病等心血管疾病的概率也小得多。

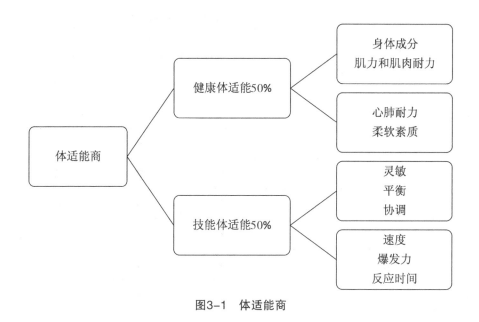

图3-1　体适能商

二、健康体适能标准

关于健康体适能，不同的国家和地区有不同的测定标准和方法。这些标准和方法是指导人们进行科学的体育健身和制订健身计划的依据。我国健康体适能评价标准如下。

（一）国民体质测定标准

国家体育总局根据《中华人民共和国体育法》和《全民健身计划纲要》等有关法律法规，建立了国民体质监测系统，规定每5年进行一次全国性的国民体质监测，获取我国国民体质状况的资料，并以这些监测数据为依据制定了《国民体质标准》，用于指导全民进行科学健身锻炼。其中青少年标准参考单独制定的《国家学生体质健康标准》，幼儿、成年人、老年人的检测指标见表3-1。这个监测标准是目前我国体育健身项目采用的官方标准，是制定运动处方的依据。

表3-1 除青少年外的各年龄段人群检测指标

测试指标		幼儿 （3~6岁）	成年人 （20~39岁）	成年人 （40~59岁）	老年人 （60~69岁）
身体形态	身高	●	●	●	●
	坐高	●			
	体重	●	●	●	●
	胸围	●	●	●	●
	臀围		●	●	●
	上臂部皮褶厚度		●	●	●
	腹部皮褶厚度		●	●	●
	肩胛部皮褶厚度		●	●	●
身体机能	脉搏、心律	●	●	●	●
	收缩压		●	●	●
	舒张压		●	●	●
	肺活量		●	●	●
	台阶试验		●	●	
身体素质	立定跳远	●			
	网球掷远	●			
	坐位体前屈	●	●	●	●
	10米折返跑	●			
	走平衡木	●			
	双脚连续跳	●			
	握力		●	●	●

（二）老年人健康体适能标准

老年人健康体适能测评：国际上标准化的健康体适能测评的项目是心肺耐力、肌力和肌肉耐力、身体成分、柔韧性四大方面，但是在具体应用时可以根据测评对象的需要进行扩展，特别是测评对象是老年人时需要根据不同测评目的扩展相应的测评项目。随着全球人口老龄化，各国学者开始重点关注老年人的健康体适能测评的研究。

老年人的健康体适能测评有时也被称为功能体适能测评，其主要目的是测评老年人各器官的功能水平。不同的国家，其测评项目稍有不同。

日本一项"针对85岁老年群体的生活质量和体适能关系"的研究中，健康体适能测评项目主要包括：肌力测试（握力和腿伸（等长力量））、平衡测试（睁眼单脚站立）、神经肌肉耐力测试（步频（step rate））和走路测试（步速）；另一项针对"运动频率对老年女性功能适能影响的研究"中，健康体适能测评项目包括：肌肉力量（握力）、上肢肌肉耐力（臂弯举）、下肢肌肉耐力（座椅站起）、平衡能力（双臂前伸）、协调性（绕圆锥物走）。

荷兰格罗宁根针对老年人的健康体适能测试项目包括：手的灵活度（协调性）、反应时（简单反应时/选择反应时）、柔韧度（髋和腰部（坐位体前屈）、肩部（肩部绕环））、平衡能力（双足前后站立和单足站立）、肌肉力量（握力），心肺耐力测试（走路测试）。

美国和葡萄牙的一些研究中，老年人健康体适能测试项目包括：肌肉耐力（上肢（臂弯举）和下肢（座椅站起））、心肺耐力（2分钟步行/2分钟原地踏步测试/6分钟步行）、灵敏性和平衡能力（8步站立和走）。

尽管各国针对老年人的健康体适能测试指标各有不同，但其测评项目均包括健康体适能的四大要素——心肺耐力、肌肉力量和肌肉耐力、身体成分（部分有）、柔韧性，除此之外，还根据老年人的生理特点，均加测了老年人的平衡能力和反应能力。

三、提高老年人健康体适能的具体内容

如图3-1所示，老年人体适能商包含健康体适能和技能体适能。下面我们将从健康体适能方面作介绍。

（一）心肺耐力

老年人心肺耐力是健康体适能的核心要素。低水平心肺耐力与明显增加多种原因引起的早期死亡有关，特别是心血管疾病所致死亡的风险；提高心肺耐力与降低多种原因所致的死亡有关；高水平的心肺耐力与较高水

平的体力活动习惯有关，形成这种习惯可获得许多健康益处。近年来ACLS研究团队发表了大量极具影响力的研究论文，其核心结论是心肺耐力（健康体适能的核心要素）作为人群体力活动水平的一个客观生理指标，与各人群全因死亡率及心血管疾病死亡率高度相关。大量的研究已经证实，科学合理的运动可以提高健康体适能，降低慢性疾病的发病风险和死亡率。运动干预是预防和延缓慢性疾病的低成本有效策略，对于降低个人和社会的医疗负担具有重大意义。

（二）肌肉适能

肌肉适能包括肌肉力量和肌肉耐力。提高肌肉适能可以改善人体代谢，如改善血糖、血脂调节、改善骨密度、防止跌倒等。

（三）柔韧适能

老年人提高柔韧适能可降低运动损伤的发生概率，防治运动意外伤害事故和腰腿痛。

柔韧性是保障关节正常运动的基础，它决定关节活动的最大范围。他的作用是保持人体的运动能力，防止运动损伤。柔韧性好可以使我们在长时间运动的时候，保持激肉的活力，防止肌肉拉伤，可以自如地完成动作，杜绝各种运动损伤的发生。

（四）身体成分

身体成分是指身体在组织学层面构成比例，包括身体脂肪量和瘦体重（肌肉、骨、血液和其他非脂肪组织）。研究已经证实老年人过多的身体脂肪尤其是腹部脂肪与高血压、代谢综合征、糖尿病、中风、心血管疾病和血脂异常等相关。体脂过少也会危害身体健康，如因老年人长期节食、营养不良、厌食症及其他疾病造成体脂过少时，身体会出现代谢紊乱、身体功能失调，严重者可导致死亡。这些疾病除体脂过少外，瘦体重也减少，体适能下降。

（五）平衡能力和反应能力

平衡能力和反应能力主要反映了神经肌肉协调能力，提高平衡能力和反应能力可预防老年人跌倒，减少运动损伤。

（六）健康体适能对老年人健康及日常生活的影响

健康体适能被认为与老年人的生活质量密切相关。Stewart等人研究发现，在55～75岁人群中，有更高心肺耐力的老年人有更好的与健康相关的生活质量，包括更好的血压情况、有更好的活力和躯体健康总分。Chang等人对123名平均年龄74.3岁的研究结果发现，一些生活满意度的因素被发现与功能体适能测试（肌肉力量、灵敏性、协调性、平衡能力和柔韧性）有关。Machida Yutaka Takata等对日本207名80岁以上的老人生活质量与健康体适能指标关系的研究中发现，健康体适能指标与老年人生活质量有密切的关系，即使是80多岁的老年人，提高健康体适能水平也有助于提升其生活质量。该研究还发现，健康体适能指标还与老年人的精神健康以及社会功能有关，每增加1kg的握力，85岁以上老人的生活质量（SF-36量表（身体功能、躯体疼痛、身体活力、躯体健康））增加7%~12%。

健康体适能对人的日常生活能力产生直接影响，因为人的日常生活需要一定的健康体适能水平。例如，最大摄氧量在20ml/min/kg以下，腿部力量在2.5N m/kg/m，会增加日常活动受限的风险。健康体适能水平决定了一个人站或走的能力，高水平的心肺耐力对于较长时间的走路很重要。从这一点来说，高水平的体适能是日常生活独立的保护性因素，因为它可以提供足够的身体所需的能力，因此，保持正常的健康体适能水平可以降低日常活动受限的风险。这对于老年人尤其重要，因为老年期是身体各项器官机能明显衰弱的时期，容易出现日常生活功能受限，提高健康体适能水平可降低日常活动受限的风险。

第二节　老年人心肺耐力适能

一、心肺耐力概述

（一）测定的意义

心肺耐力是指全身肌肉进行长时间运动的持久能力，是人体摄取氧、运输氧和利用氧的综合能力。心肺耐力是健康体适能中最重要的因素，良好的心肺耐力是以充足的精力和能力从事日常活动，防治某些慢性疾病，促进身心健康的基础。

在正常的情况下，大部分人的心肺功能都保持在一定的水平，但是在长时间运动后，身体超负荷，在这种情况下，个体的差异就出来了。测试心肺耐力，采用的是超负荷测定试验。也就是测试者在正常负荷情况下的心肺能力和在超负荷情况下心肺能力的比较，这种测试时间是固定的。还有一种方法就是在同等的时间下，完成运动负荷量的大小。根据实验，可以得出心肺能力的素质和水平，可作为制订运动计划的依据。

（二）测定的指标与评价

评价心肺耐力的指标主要有功能能力、台阶指数、PWC170、12分钟跑等。以下主要介绍功能能力和台阶指数。

　　功能能力（Functional Capacity，F.C.）也被翻译为"功能容量"，其单位为梅脱（Mesabolic Equivalent of Energy，MET）。功能能力是指机体在尽力活动时所能达到的最大梅脱值，也可以这样说，最大梅脱值是在有氧情况下，身体所能够完成的最大强度的活动的梅脱值。男性和女性功能能力

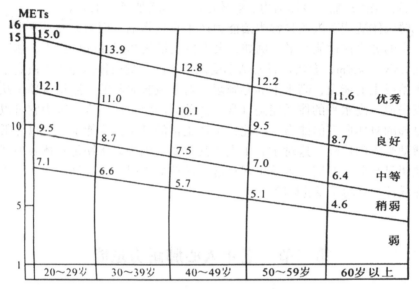

图3-2　男性F.C.值分段图

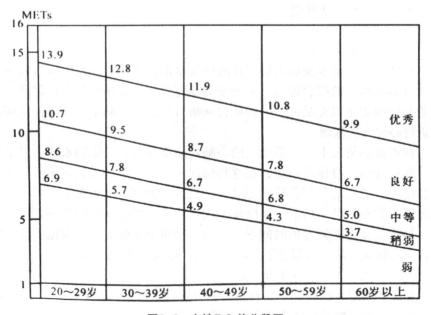

图3-3　女性F.C.值分段图

值分段如图3-2与图3-3所示。

要想准确测定功能能力，最好的方法是要求受试者逐步加大运动强度，同时测定其吸氧量，并对有关指标进行监测，直到测出可能达到的最大吸氧量，或刚刚出现异常症状时的吸氧量。如没有条件测定吸氧量，还可根据其他原理进行测定。功能能力的测定原理和方法可归纳如图3-4所示。

功能能力的测定原理和方法主要包括气体代谢测定法、功率推测法和最大强度活动推测法。气体代谢测定法，不论采用何种运动，用气体代谢法测定受试者可能达到的最大强度时的吸氧量，换算成相应的梅脱值，即为该受试者的功能能力。按这种方法测定的功能能力结果准确，但对仪器设备、试验技术的要求较高，同时必须对受试者进行严密的监护，以保证安全。功率推测法，由于梅脱值与运动时所作功率密切相关，所以可在有氧代谢前提下，按受试者所完成的最大功率的相应梅脱值来确定功能能力。按这种原理进行测定，不需要心肺功能测试系统，但需要有"计功器"。常用的计功器有固定跑台和自行车计功器等，测定时还需要对受试者进行严密监护。最大强度活动推测法，由于运动强度和心率之间有密切的线性关系，最大吸氧量与最大心率几乎同时出现，最大心率又可用年龄来推测，所以可通过此最大强度活动得出心率与运动强度的相关直线，再用最大心率推测功能能力。这种方法不一定需要专门仪器，也不需要严密监护，可以集体测定。但此方法准确性较差，而且只能在健康状况较好、有一定运动习惯的人群中使用。

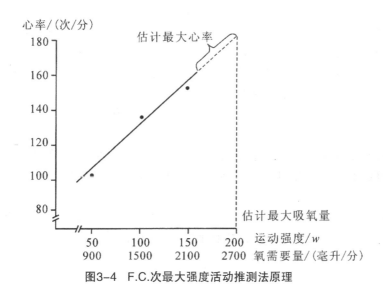

图3-4　F.C.次最大强度活动推测法原理

二、增进老年人心肺耐力适能的方法

（一）定义

耐力素质是机体长时间保持运动的一种能力。体育健身运动，有很多的项目都需要活动较长时间。运动员在运动的过程中可能会长时间地保持某种动作，或者持续长时间的运动强度，因此，就必须要求有较好的力量素质，特别是耐力素质。耐力素质是在运动中不断增强和积累加深的能力，有了这种能力，我们就可以对抗疲劳。耐力素质对于发展我们的体育健身事业有决定性的作用，它可以提高体育竞技者的身体机能和运动能力，良好的耐力素质也可以增强训练者的韧性。耐力素质在对抗疲劳方面很好的作用，疲劳是身体超负荷运动后向身体发出的信号，目的使老年人身体加强自我保护。产生疲劳后，身体没有办法再继续长时间进行超负荷运动，所以对抗疲劳的主要问题就是耐力素质。

（二）分类

按照人体的生理素质分类，耐力素质可分为心血管耐力和肌肉耐力，而心血管耐力包括有氧耐力和无氧耐力。

有氧耐力是指在有氧作用的条件下，机体进行长时间的运动的能力。能够正常的输送和利用氧气的能力。有氧耐力可以促进机体的新陈代谢。无氧耐力是指速度耐力，是指机体在无氧情况下运用无氧代谢功能的方式。无氧耐力又分为磷酸原供能无氧耐力和糖酵解供能无氧耐力。

以耐力素质对专项运动的影响，耐力素质又可分为一般耐力和专项耐力。一般耐力是指对提高专项运动成绩起间接作用的基础性耐力；专项耐力是指与提高专项运动成绩有直接关系的耐力，具体地讲是指持续完成专项动作或接近比赛动作的耐力。

无氧耐力分为磷酸原代谢供能的无氧耐力和糖酵解代谢供能的无氧耐力。

磷酸原代谢供能的无氧耐力：在无氧代谢供能的肌肉活动中，磷酸肌酸分解供能，不产生乳酸，机体处在这种状态下能够坚持较长时间工作的能力。

糖酵解代谢供能的无氧耐力：在无氧代谢的肌肉活动中，糖的酵解供能，产生乳酸，机体处在这种状态下坚持长时间工作的能力。

三、老年人耐力素质的评定及训练负荷强度的确定

有氧耐力的评定如表3-2所示。

表3-2　有氧耐力的评定

采取定距离计时位移运动评定
方法一：1500～10000米跑
方法二：400～3000米游泳
方法三：100～200千米骑行
方法四：5000～1000米划船
方法五：12分钟定时跑步

四、老年人耐力训练方法和手段

（一）一般耐力训练

一般耐力训练通常是长时间的训练，例如规律的长时间跑、各种形式的周期性的训练、非周期的训练、各种形式的循环练习以及各种克服自身体重的运动。一般耐力的训练方式有游泳、滑冰、骑行、排球、足球、羽毛球等。

（二）老年人耐力训练的具体方法

无氧耐力练习和有氧耐力练习的方法见表3-3。

表3-3　耐力训练的具体方法

耐力训练	
无氧耐力训练方法	有氧耐力训练方法
（1）原地间歇高抬腿跑	（1）定时跑
（2）高抬腿跑转加速跑	（2）定时定距跑
（3）原地或行进间歇车轮跑	（3）变速跑
（4）间歇后蹬跑	（4）重复跑

续表

耐力训练	
无氧耐力训练方法	有氧耐力训练方法
（5）反复起跑	（5）越野跑
（6）反复跑	（6）法特莱克跑
（7）间歇行进间跑	（7）定时走
（8）计时跑	（8）大步走、交叉步走或竞走
（9）间歇接力跑	（9）沙地连续走或负重走
（10）迎面拉力反复跑	（10）沙地竞走
（11）反复加速跑	（11）竞走追逐
（12）反复超赶跑	（12）水中定时游
（13）变速跑	（13）篮球"斗牛"游戏
（14）反复变向跑	（14）5分钟以上的循环练习
（15）变速越野跑	（15）5分钟以上的跳舞
（16）反复连续跑台阶	
（17）球场往返跑	
（18）连续侧滑步跑	
（19）综合跑	
（20）法特莱克跑	
（21）水中间歇高抬腿	
（22）分段变速游泳	
（23）水中变姿变速游	
（24）水中短距离间歇游	
（25）水中追逐游	

耐力训练	
无氧耐力训练方法	有氧耐力训练方法
（26）游泳接力	
（27）两人追逐跑	
（28）上下坡变速跑	
（29）往返运球跑	
（30）往返运球投篮	
（31）运球绕障碍	
（32）全场跑动传接球	
（33）跳绳跑	
（34）跳绳接力跑	
（35）双脚或两脚交替跳藤圈	
（36）两人踢传球—绕障碍运球—跑动射门的组合练习	
（37）两人跑动传接球—抢断球—连续射门	
（38）连续滑步—侧倒体垫球—滚翻	
（39）沙坑纵跳—途中跑—双杠臂屈伸—双杠支撑前进	
（40）结合各专项动作循环练习	

五、老年人耐力训练的基本要求

（一）重视培养呼吸能力

耐力训练要特别重视呼吸问题，机体通过呼吸来获取氧气的，所以我们要特别注意呼吸问题。运动经验较少的人在运动中是通过呼吸频率和呼吸深度吸取氧气的，而有经验的运动员是通过训练加深呼吸深度来吸取所需要的氧气的。所以，我们要重视对呼吸能力的培养。

（二）加强意志品质的培养

意志品质对于运动员的耐力培养有很重要的作用，意志品质和耐力素质是成正比的。意志品质强，则耐力强；意志品质弱，则耐力弱。所以，在耐力素质培养的时候，意志品质非常重要。运动环境恶劣，运动强度大都会影响运动成效，要想抵抗这些影响运动成效的因素，就要好好地加强对意志品质的培养。

六、老年人耐力性运动处方的制定

（一）运动目的

我们进行运动健身的最终目的是使心肺能力提高。在运动中，调节心肺功能、增强血液循环、改善呼吸系统等。经过长时间有规律的运动，人体的最大的吸氧量会提升。

1. 提高心脏泵血功能

长期的耐力素质训练，除了改善心肺功能，还可以提高心脑血管工作能力。长期锻炼可以增厚心肌，增强心肌的收缩能力，使心室面积逐渐的增大，从而使心脏脉搏输出量加强，最终心脏泵血功能加强。在机体保持安静状态，脉搏输出量加大，心脏跳动较少的次数就可以满足需求，在运动的情况下，可以储存动能。

2. 增强呼吸系统机能

耐力训练通过改善机体的心肺能力而达到改善呼吸系统的功能。使呼吸系统的功能增强，例如呼吸肌收缩能力加强、肺活量提高、呼吸系统工作能力提高等。同时，呼吸系统功能提高，可以改善机体供氧能力。呼吸系统能力和机体供氧能力的加强，是完善机体进行锻炼的基础。

（二）适合老年人的运动种类

人的健康分为两层意义，一是必须要有健康的心理，人是一个完整的主体，完全有能力控制自己的情绪，保持心理平衡；此外，还应有自尊心、自信心和自知之明；二是自己完全能够适应不同的环境，拥有正常的人际关系，能被尊重和被信任；三是，健康的人憧憬美好的未来，时刻保持拥有一颗积极向上的进取心。社会适应良好是指对于社会环境和一些有益或有害的刺激、能积极调整和适应。运动能够帮助人类调整和适应。

下面讲述运动种类。

一些球类游戏和我国传统的体育活动，也有提高心肺耐力素质的作用。近年来小负荷的力量练习逐渐被运用到提高心肺耐力的训练中来。

1. 有氧运动

有氧运动是指机体在进行运动时，有氧气的参加。血液中的糖是供能的主要物质，它可以分解为二氧化碳和水，在此过程中，释放能量，为人体持续运动提供能量。有氧运动，也叫耐力练习。爬山、游泳、划船、滑冰、旱冰、滑雪等，也属于周期性的有氧运动，但运动强度不如上述项目容易控制，需要有一定的心肺耐力素质基础才适合进行。

2. 球类游戏

从抽象概念角度分析。依据世界卫生组织提出的健康定义，健康的主要条件是没有疾病。如果从健全状态来理解健康的话，那么，它的对立面就是得病。就其现实生活而言，不管日常的体育运动方式和方法怎么科学或者是怎么全面，相对于医学来说，它只是起到患病的预防工作，并不能从根本上挽救人的生命，而不论人的生命体是否存在运动状态；但是，我们所谓的只是为了健康所进行的运动并不等同于奥运选手所参加的运动。它本质上只是表明该生命体处于运动状态。换言之，人处于非自然状态就会导致运动不足而引发疾病，而基于"参加体育运动可以增进健康和预防疾病的发生"这种认识，就体现了这一结论。由此看来，体育运动对人类健康的促进作用因不同的社会层面联系而有所不同。我们常常进行心肺耐力来提高人的生命质量。常用于心肺耐力素质锻炼的球类项目有：非竞赛性的篮球、排球、足球、羽毛球、乒乓球、网球等。

3. 我国传统体育运动项目

在我国传统体育运动项目中的气功、太极拳、舒心平血功、自我按摩、降压舒心操、简易降压功等，以其特殊的机理对心血管系统疾病的预防、治疗和康复起着良好的作用。

太极拳、太极剑、木兰拳、木兰扇、五禽戏、八段锦，以及舞蹈、打腰鼓、扭秧歌等，运动强度较小，动作柔和缓慢，场地要求不高，可活动全身，表现自我。传统体育运动项目除可保持、提高心肺耐力外，对改善平衡素质，协调素质，保持健康的心态等都有一定作用。

（三）老年人运动强度

制订老年人运动处方，关键是确定运动强度。运动强度要适中，强度过大和强度过小，效果都不会理想。强度过大，容易损伤机体；强度过小，达不到理想的训练效果。因此，制订运动处方，要确定合适的运动强度。

"低强度、长时间与较高强度、较短时间相比，在提高心肺功能方面，可以收到同样的效果，而后者运动损伤的发生率可能增加"。我国有些相关的研究试验表明，以强度较低的次大强度心率为基点（195年龄）制订的运动处方，锻炼效果并不比高强度（以最大心率，220年龄为基点）的效果差。一般常采用心率、吸氧量/METs、RPE等指标确定运动强度。

1. 靶心率（THR）确定运动强度

（1）用最大心率百分比（%HRmax）确定靶心率。一般常用"220—年龄"计算出HRmax，取HRmax的70%～85%为靶心率。ACSM2000年版《运动试验和处方指导书》提出：靶心率的低限为HRmax的55%—65%，高限为HRmax的90%。经常进行锻炼，为进一步提高心肺功能者，可沿用多年的方法，取70%～85%HRmax为靶心率。

（2）用心率储备（Heart Rate Reserve，HRR）确定靶心率。HRR的计算方法为：THR=（HRmax−HRrest）×（EI）+HRrest其中"HRrest"为安静时的心率，"EI"（Exercise Intensity）为练习强度百分比。EI的低限为40%～50%，高限为85%。HRR的推算方法，比按照70%～85%HRmax推算出的靶心率稍高，且随安静时心率的提高而提高。

采用HRR方法确定THR，年龄相同，安静时心率不同的人，结果将有区别。

不论用哪种简易推算法推算靶心率。都有如下缺点：首先，相同年龄的人群，得到的靶心率完全或基本相同。但实际上个体之间是存在差异的。其次，这种方法只能确定靶心率。实际上在心率相同的情况下，不同人能够完成的真正负荷强度，也会有很大差别，如有人可以慢跑，有人只能慢走。用这种方法推算出来的数据在运动处方中，不能给予具体的指导。

2. RPE确定运动强度

训练时如果自我感觉非常轻松，达不到训练效果。可对照Bor9自觉用力分级表，自我感觉在12～16，可以收到心肺耐力训练效果。

开始训练时，可11～12开始，逐步提高到13～15。经过GXT测试，可以按照THR的范围，确定训练时相应的RPE。

RPE是控制训练强度的一个辅助指标。经过一段时间的训练，可以比较准确地用RPE来控制自己的强度之后，可以避免锻炼中途暂停活动，测量脉搏。对体脂较多，脉搏不易测量者，实用价值更高。当身体机能情况暂时有改变时（如休息不好、疲劳、身体不适等），RPE有时比客观指标更为敏感，可根据RPE及时调整训练计划。

（四）老年人运动时间

强度和持续时间共同决定一次训练的运动量。对于同一个运动对象而言，持续锻炼的时间越长，运动强度可适当缩小；持续时间短，运动强度可增大。但是在运动中，我们提倡长时间强度小的锻炼，这样，有利于增强心脑血管的功能，减少运动产生的损伤。不同训练者的持续时间与是否经常训练和自身的身体机能有关，不经常参加训练，身体机能不好，每次持续时间要短一些；经常参加训练，身体机能好，一次训练的持续时间可较长。另外，也可以结合训练目的确定训练时间的长短。

训练强度在THR范围内，持续一定的时间，才能保持和提高心肺耐力。一般耐力训练，持续时间为每天20～60分钟。这个时间包括准备活动和整理活动在内，其中至少要有20分钟以上，心率保持在THR范围之间（原要求为15分钟以上）。

（五）老年人运动频率

对于运动较少、训练水平一般的对象，要采取循序渐进的方法，每周3～5次的训练为最佳，可以隔天练习。对于经常锻炼，运动水平较高的对象，可以适当地增加次数。运动强度达到60%～80%HRR或70%～85%HRmax，3次/周即可保持或提高心肺功能；为了提高人们的运动水平，最好每周运动3次以上并且是低强度的训练，也可以适当增加不同的训练，但不可过多。

（六）注意事项

耐力性运动注意事项：第一，进行心肺耐力训练前和在训练过程中，应加强医务监督，根据训练者的身体状况，做好相应的保护工作；第二，训练前要做准备活动，训练后要做整理活动，准备活动和整理活动一般持续5～10分钟，且要做充分；第三，可根据训练者的具体情况，提出相应的注意事项，如处于运动伤病康复期的训练者要注意的事项等。

第三节 肌肉适能

一、肌力与肌耐力概述

（一）测定的意义

机体为了满足正常的工作和学习以及休闲的需要，除了要进行适度肌群力量训练，还要均衡发挥各部分的作用。机体具有能够持续运动、重复多次、耐力素质等能力，是保证正常生活、工作和休闲的基础，同时还可以避免运动损伤。肌力的测试方法，一种是测定肌肉收缩时的最大力量，用来测定肌肉用力收缩的最大力量。另外一种是，在大负荷量下，肌肉能够重复动作的次数以及持续时间，用来测定肌肉耐力。一个测定方法只能用来评价某一块或一组肌群的力量，与身体其他肌群的力量大小没有绝对的关系。如果想要给运动处方提供更加合理的依据，最好进行全身各部分肌肉力量的测定。对各项运动都有意义的肌肉力量，主要是脊柱和髋关节的屈肌力量，两腿、两臂及背部的伸肌力量以及胸大肌的力量。测试用仪器有Cybex-TEF系统、握力计、背力计、秒表、哑铃、杠铃、组合器械、米尺等。

二、增进肌肉适能的方法

（一）力量素质释义

1. 定义

力量素质就是指机体的神经、肌肉系统对抗阻力的能力，或者可以说是克服阻力的能力。

2. 力量素质分类

力量素质的分类见表3-4，在此部分，我们研究的是根据运动项目的具体需要，对以上几种力量分类进行论述，以达到使训练者了解力量素质，方便他们更好地掌握理论，用理论来指导实践。

表3-4　力量素质分类

分类标准	分类	
根据力量与运动专项关系	一般力量	专项力量
根据对力量素质的不同需要	最大力量	快速力量
根据力量与体重关系	绝对力量	相对力量

一般力量是指正常运动情况下，所需要的肌肉正常收缩的力量；专项力量是指在专项运动时，要求肌肉负荷专项运动需求的收缩能力；最大力量是指肌肉在最大负荷收缩产生的力量最高值；快速力量也就是爆发力，就是在肌肉快速发挥作用时的力量；绝对力量是指肌肉所能表现出符合运动需求的力量；相对力量是指运动员单位体重所具有的最大力量。相对力量对体重要求较为严格。

（二）老年人力量素质的评定及训练负荷强度的确定

1. 最大力量的评定及训练负荷强度的确定

（1）最大力量的评定。评定最大力量，可以选择在完成比赛时评定，也可以在快要完成比赛的时候评定；运动员最大力量的评定，既可以在动态环境下评定，也可以在静态环境下评定，但是这两种状态下作出的评定都存在缺陷。在机体在完成最大负荷量的过程中来评定最大力量，不足之处是由于在运动过程中，关节、肌肉在不断地进行变化，所以评定的结果不是很准确。而在静态环境下，评定的最大力量只能代表肌肉在静止状态下的最大力量，尽管这个力量测出的很大，但却不能代表肌肉在运动时所需要的水平。静止状态下，肌肉的最大力量代表不了运动时整个运动过程所需的最大力量，不能表现出运动员真正的运动水平。最为理想的测定方式是测定肌肉在工作时的最大力量。这种评定方法的好处就是，不管肌肉如何运动或者运动员运用何种器械，都能测定出力量的最大值。在评定时，需要注意的是：不同的专项运动要有不同的评定标准、在测定最大力量时还要考虑最大对抗肌群力量因素。力量评定时，要充分考虑作用力和反作用力的相互影响。测定伸展肌时，还要考虑弯曲肌。测定局部的肌肉最大力量时，还要充分考虑整体的作用，整体的肌肉作用力的效果，对运动成绩的影响更大。

（2）最大力量训练负荷强度的确定。负荷强度，确定负荷强度的出发点，应该有利于调节神经系统的指挥的能力，即肌肉收缩时内部的协调能力，同时要有利于肌肉面积的增大。发展运动员的最大力量要注意训练强度的严格控制，一般控制在75%左右。注意事项如下：

首先，进行力量训练要循序渐进，不能一步到位。要一点点地提高难度，中间要有准备过程和缓冲阶段，先从45%强度开始，逐渐增大负荷强度。

其次，循序渐进的过程中，每周也要提高负荷强度，进行2次大负荷锻炼，入90%～95%的负荷程度。

次数与组数。进行训练的次数与组数与负荷的强度有很大的关系，它们的关系是进行前度为50%的训练时，一般重复次数为20。当强度减少5%时，训练的重复次数就要增加2次。强度为25%时，重复次数为8次在训练中，运动员的力量是不断递增的，所以重复次数也会相应地增加，增加到一定次数，可以适当调整负荷强度。

间歇时间，间歇时间与负荷强度和持续时间成正比例关系，持续的时间越长、训练的强度越大，间隔的时间就越长。除此之外，间歇时间的长短还与参与工作的肌肉的数量有关系，这种关系也是成正比例关系。

（3）其他方法负荷的确定。大强度法，按大强度法训练时，要求逐渐达到用力地极限，以后继续用中上强度训练，直到出现对这种刺激产生劣性的反应时停止。

负荷强度：85%以上。

负荷数量：每组一般做1～3次，安排6～10组。

间歇时间：由于训练强度大，每组练习后体能消耗得比较多，所以休息时间可长一些（3分钟左右）。

极限强度法：极限强度法的突出特点是使负荷强度达到极限值。

负荷强度：先采用接近本人的最大强度进行练习，然后递增，这种方法又称为"阶梯式"的训练方法。以抓举为例，暂定第一阶段训练强度为100千克，经过一个阶段训练之后，当运动员对此强度已经适应，并能用非最大强度连续举起两次时，便可增加重量。如增加到102.5千克，便可开始第二阶段的训练，这样一个"阶梯"一个"阶梯"地增加强度从而不断提高运动员对高强度负荷的适应能力，使力量素质得到发展。

负荷数量：由于负荷强度是有极限的，所以练习的重复次数和练习组数均很少。

组间间歇时间：组间间歇时间相对要长　些。

运用此方法时应注意把握好负荷强度增加的幅度和适应的时间；此方法只用于高水平的运动员训练，切不可用于少儿运动员的训练；要特别注意对运动员腰部的保护，防止发生外伤事故。

极限次数法，极限次数法是指以某一个强度达到极限练习次数的训练方法。极限次数法的训练强度不大，要求每组的重复次数达到极限，直到不能再做为止。这种方法，对增加肌肉肥大、增加肌肉横断面积效果显著，对运动系统和心血管系统有长远影响。

静力练习法：静力练习法对于提高运动员的最大力量有较好的作用。

负荷强度：用静力练习法发展最大力量，负荷强度可略大一些。

练习的持续时间：与负荷强度有关，负荷强度为40%～50%时，持续时间可为10～20秒；负荷强度为60%～70%时，持续时间可为6～10秒；负荷强度为80%～90%时，持续时间可为4～6秒；负荷强度为95%以上时，持续时间可为2～3秒。

练习组数：不宜太多。

间歇时间：相对长一些，以利于运动员的恢复。

运用静力练习法应注意：持续时间要适当，不可过短或过长；如果使用不当，会导致肌肉协调功能下降，并对技术训练造成不利的影响。注意将静力练习与动力练习结合起来；注意练习后的放松；在练习前提醒运动员做深呼吸，用力不可过猛，否则会出现一些生理性反应。

2.快速力量的评定及训练负荷强度的确定

快速力量大小的评定，可以通过计算快速力量指数来评定，公式如下：

$$快速力量指数 = \frac{力量的极值}{达到力量极值的时间}$$

评定快速力量的负荷的变化区间非常大，一般在30%～100%之间。大多数评定快速力量时采用的是不负重的训练法。进行快速力量的评定的重复次数与组数同负荷的重量成反比例的关系的。即重量越大，重复的次数和组数就越少。所以，在评定时，一般重复的次数为5次以下，组数要以不降低训练速度和减少重复次数为宜，组数不适合太多。快速力量的评定对机体神经系统兴奋性的要求很高，所以运动时间要在15分钟以上、20分钟以下为最佳。间歇时间要以保持机体神经系统兴奋性为原则，但又要保持机体的恢复能力，所以间歇时间要在3分钟以下。

3.爆发力的评定及训练负荷强度的确定

评定爆发力的负荷的变化区间同快速力量相同，一般在30%～100%之间。评定爆发力时大多采用不负重的训练法。进行爆发力的评定的重复次数与组数同负荷的重量成反比例的关系。评定爆发力是用的力量是最大的、时间是最短的，所以爆发力指数为：

$$爆发力指数 = \frac{最大的力量}{用力时间}$$

确定评定爆发力指数的负荷强度，要根据需要设定，有时需要负重30%，有时不需要负重，只需要进行克服自身体重的训练。进行爆发力的评定的重复次数与组数同负荷的重量成反比例的关系。即重量越大，重复的次数和组数就越少。所以，在评定时，一般重复的次数为5次以下，组数不能太多，不能降低速度和重复次数。爆发力的测定，要以接近最大或者极限的速度完成每一次重复。间歇时间要以保持机体工作能力恢复为原则，但又要保持机体神经系统的兴奋性，所以间歇时间要在3分钟以下或者5分钟以下。间歇时间与工作量的大小和机体的恢复能力有关系，间歇时间要进行放松性训练。

三、老年人力量训练的方法与手段

（一）基本方法

1.动力性等张收缩训练

动力性等张收缩训练是指在肌肉张力不变的情况下，机体的相应的部位不为运动，通过改变长度而使肌肉的收缩力来克服阻力的方法。它可以分为以下两种训练方法。

（1）向心克制性训练。是指在进行训练时，保持改变肌肉长度使长度慢慢地缩短而产生的张力，这个张力它是随着关节的角度变化而随之变化的。所以，在练习时我们要根据动作的需要，掌握好关节发挥作用的角度，这样就会有很好的效果。

（2）离心退让性训练。肌肉做离心退让性训练时产生的张力要大于向心克制性训练产生的张力。实验表明，肌肉做离心收缩时所产生的张力比做向心收缩时所产生的张力大约40%。股四头肌做离心收缩时所承受的负荷是做向心收缩时所承受负荷的两倍。因此，人们利用离心收缩的原理创造了"退让训练法"。肌肉退让训练是指肌肉在紧张状态中逐渐被外力拉长的工作，即肌肉的起止点彼此向分离方向移动，故又称离心训练。如用杠铃做两臂弯举时，当臂部积极用力将杠铃向上举起后，再用手抵抗回降动作慢慢地将杠铃放下就属于此种性质训练。

肌肉做离心训练时速度要慢，所以，需要的时间就长。但是他的效果却比向心力量训练好，更能克服阻力。

2. 静力性等长收缩训练

所谓的静力性等长收缩训练，就是指，在训练时需要的各种条件保持不变。例如，肌肉长度变、身体状态不变等。它的原理是通过改变张力来克服阻力。做静力等长收缩训练，肌肉的纤维组织也参与工作，可以使我们的力量增长的很快，同时，可以节省训练时间。在做静力性训练时，时间不宜过长，因为静力性训练导致肌肉的紧张，从而使血管封闭，血液循环暂时中断。运动员完成静力练习时常常憋气，这有利于运动员表现出最大力量。如运动员背肌力量在吸气时可达到119千克，呼气时可达到127千克，憋气时可达到133千克，但是，运动员憋气时间过长，会使胸膜腔内压升高，肺部的血液循环恶化，从而导致脑贫血，产生休克。所以，在练习前应先做几次深呼吸，并应注意控制憋气的时间。憋气时间与负荷强度有关，如负荷强度为100%时，憋气时间为2~3秒；负荷强度为90%~80%时，憋气时间为4~8秒；负荷强度为70%~60%时，憋气时间为6~10秒。

3. 等动收缩训练

等动收缩训练是指在借助练习器进行训练，这种练习器是专门的等动练习器。在训练的过程中，机体的动作速度保持不变，通过持续使肌肉保持较大的张力来完成动作。等动训练综合了静力性训练和动力性训练特点，在增大力量的练习中，作用非常明显。试验表明，连续八周进行等动收缩训练，可以使受试者的最大力量提高47.3%。

4. 超等长收缩训练

超等长收缩训练是指训练时，机体的肌肉先做离心收缩，然后再做向心收缩。这样做了后，肌肉的收缩能力增强，使肌肉的弹性增强。最后，通过牵张反射，增大肌肉的最大收缩力量。

这个训练方法的好处就是，肌肉在最离心收缩时，被迅速拉长，所以张力是迅速而短暂的，各个部位的牵张力的感受相同、反应相同、兴奋度也相同。所以，机体更多的单位参与工作，最终是肌肉有力的收缩。肌肉有力收缩的过程也是很短促的。

在肌肉训练的所有方法汇总，超等长训练是最接近人们在比赛时的运动方式的，突然的肌肉收缩发力，快速的传递兴奋，所以，它的训练效果是最好的。超等长的收缩训练中，力量来源是由肌肉在离心收缩时被拉长的速度的快慢决定的。所以，速度比长度重要。

5. 循环训练法

循环训练法是指将所要采取的耐力训练方式编成组，然后以一组为单位进行循环训练。例如：摆臂+肋木举腿+连续跳绳+手扶肋木腰弓起+连续快速摆髋+快速轻杠铃卧推+连续快速半蹲起+向前跨步跳。进行循环训练，可以使各个部位的肌群的力量搭配在一起，有利于耐力训练。训练组数3~5组，每组之间可以用慢跑作为间歇性放松。

（二）老年人力量训练的主要手段

老年人力量训练的主要手段：第一，负重抗阻练习，负重抗阻练习运用杠铃、壶铃、哑铃等训练器械进行，可用于机体任何一个部位肌肉力量的训练，是最常用的训练手段。第二，对抗性练习，对抗性练习双人顶、推、拉等，对抗双方依靠短暂的静力作用发展力量素质。对抗性练习不需要任何训练器械及设备，又能引起练习者的兴趣。第三，克服弹性物体的练习，克服弹性物体的练习常使用拉力器、拉橡皮带等，依靠弹性物体变形而产生的阻力发展力量素质。第四，利用力量训练器械练习，利用力量训练器械的练习可以使身体以各种不同的姿势（或坐，或卧，或立）进行锻炼，可直接发展运动员所需要的肌肉力量，使训练更有针对性。使用力量训练器，还可以减轻运动员的心理负担，避免伤害事故的发生。第五，克服外部环境阻力的练习，克服外部环境阻力的练习常常需要在沙地和草地上进行跑、跳练习等。做这种练习往往在动作结束阶段所用的力量较大，每次练习要求不用全力，但动作要轻快。第六，克服自身体重的练习，克服自身体重的练习有引体向上、倒立推起、纵跳等。这类练习均由四肢的远端支撑完成，迫使机体局部承受全部体重，使机体局部部位的力量得到发展。第七，用电刺激，用电刺激发展力量能力，将电极置于肌肉的起止端，电流强度以人体不感到痛苦为宜。经刺激后，肌肉体积不会明显增大，脂肪会减少，力量会提高。

（三）老年人肌肉力量训练的具体方法

老年人体适能健身的根本是发展机体的力量素质，而发展力量素质的基本就是发展肌肉力量。发展肌肉力量的方法如下，供大家参考。

1. 俯卧撑

俯卧撑的动作方法是俯身向前，手掌撑地，手指向前，两臂伸直，两手撑距与肩同宽，两腿向后伸直，两脚并拢以脚尖着地。两臂屈肘向下至背低于肘关节。接着两臂撑起伸直成原来的姿势。

2. 引体向上

引体向上的动作方法是两手正握或反握单杠，握距与肩同宽，两脚离地，两臂伸直，身体悬垂。双手发力将身体向上拉至头过杠面，然后身体慢慢下放成原来姿势。练习要求：引体发力时不要借助身体摆动和屈蹬腿的力量。多次重复该动作能发展胸大肌、背阔肌以及肘关节屈肌群力量等。

3. 仰卧起坐

仰卧起坐的动作方法是仰卧在地板上或体操垫上，使身体处于水平，腿伸直，两手一般抱头，然后向上抬上体至垂直部位，再慢慢后倒成原来姿势。练习要求：起坐动作速度要快，下卧时动作速度应慢。多次重复该动作，能发展腹肌、髂腰肌等力量。

4. 收腹举腿

收腹举腿的动作方法是仰卧在地板上或体操垫子上，身体伸直处于水平，两臂伸直自然置于体侧，然后收腹向上举起双腿至垂直部位，再慢慢放下成原来的姿势。练习要求：收腹举腿动作速度要快，放腿速度应慢。多次重复该动作能有效地发展腹肌和髋关节屈肌群力量。

5. 俯卧背腿

俯卧背腿的动作方法是俯卧在地板或垫子，两腿并拢伸长。髋部支撑，两臂自然伸直置于体侧，连续做两腿向后上振起动作。练习要求：两腿最大幅度向上振起。俯卧腿上振是发展脊柱伸肌与髋关节伸肌力量的有效手段之一。

6. 仰卧推举

仰卧推举的动作方法是仰卧在推架上，调整好呼吸（用力时应先吸气），双手握紧杠铃，双手距离略宽于肩，然后把放在架上的杠铃举起，在适当的控制之下慢慢放低杠铃至胸部，轻触胸部的瞬间再立刻出力上举直至两臂伸直状态。此练习使用的杠铃重量应由轻渐重，轻的时候可多举几次，若重量达到体能的最大负荷，则一次刺激就足够。练习要求：发力推起杠铃要快，放回胸上要慢。在向上发力推起杠铃时，要尽量避免腰部离开凳面向上借力，该动作练习是唯一能锻炼上身全部肌肉的运动，主要发展胸大肌、三角肌前部、前锯肌和肱三头肌力量。做仰卧推举练习可以用哑铃进行，对发展上身小肌肉群肌力量更为有效。

四、老年人力量训练的基本要求

老年人健康的主要条件是没有疾病，如果从健全状态来理解健康的话，那么，它的对立面就是得病。就其现实生活而言，不管日常的体育运动方式和方法如何科学或者是如何全面，相对于医学来说，它只是起到患病的预防工作，并不能从根本上挽救人的生命，而不论人的生命体是否存在运动状态；但是，我们所谓的只是为了健康所进行的运动并不等同于奥运选手所参加的运动。它本质上只是表明该生命体处于运动状态。换言之，人处于非自然状态就会导致因运动不足而引起疾病的发生，而基于"参加体育运动可以增进健康和预防疾病的发生"这种认识，就体现了这一结论。由此看来，体育公共服务对人类健康的促进作用因不同的社会层面联系而有所不同。社会健康也称社会适应性，是指个体与他人和社会环境相互作用并具有良好的人际关系和社会角色的能力。社会健康主要体现在：社会参与，贡献社会，友好往来，建立积极的依存关系。健康的概念已经突破了传统的仅指个人健康，进而延伸到个人与社会和环境健康三者之间复杂的相互关系。这一概念的改变，重在强调，健康促进就是在提高个人的健康知识和技能水平的基础上，改变其环境，以培养更健康的生活方式，进而提高其健康水平。在训练时，注意动作要领要求，能使我们的锻炼事半功倍。

（一）注意不同肌群力量的对应发展

老年人在进行力量训练时，对于肌群的力量训练要统筹兼顾，除了要重视机体大的肌肉和主要肌肉群的力量训练，我们还要重视小的肌肉群、深度肌肉群以及其他肌肉群的力量训练。

（二）选择有效的训练手段

老年人在进行力量训练时，我们要对所要完成的任务，合理进行规划，选择适合的训练手段，训练效果就会事半功倍。老年人在进行训练时，要按照要求力求使动作标准，各个部位肌肉有效配合，这样可以避免运动损伤。在练习时，双脚平行、与肩同宽站立，有效的发展腿部肌肉的力量。

（三）处理负荷与恢复的关系

首先，在进行训练时，要合理制定负荷强度，要有紧有驰，张弛有度，大中小配合，一步步慢慢地提高复合强度，而不能一步到位地进行训练，否则，容易伤及机体。

其次，在周期性的训练中，各种训练要交替进行，例如，每周一、三、五可进行最大力量性质的训练，每周二、四、六可安排静力性训练等。

再次，在进行重复性训练时，要注意重复次数和组间间歇时间。运动能力强的人可以适当增加重复次数；休息时间较少，运动能力弱的运动员，休息的时间可以能要长一些才能恢复。

最后，在最大力量训练结束后，要进行适当的放松训练。因为，肌肉在训练之后，会产生酸痛感，这是因为肌肉纤维变粗的原因，同时，也代表着力量的增长。但应采取积极措施消除肌肉的酸胀感，以利于减少能量消耗，并更好地保持肌肉弹性。

五、慎重给老年人制订运动处方

运动处方是康复医师或体疗师对从事体育锻炼者或患者，根据医学检查资料（包括运动试验和体力测验），按其健康、体力以及心血管功能状况，用处方的形式规定运动种类、运动强度、运动时间及运动频率，提出运动中的注意事项。运动处方是指导人们有目的、有计划和科学地锻炼的一种方法。

（一）运动处方的分类

运动处方按锻炼对象可分为两类：一是治疗性运动处方，主要用于某些疾病和创伤康复期的患者，使医疗体育更加定量化，个性化。二是预防性运动处方，主要用于健康的中老年人及长期从事脑力劳动，希望参加体育锻炼者，主要是预防某些疾病（冠心病、肥胖病等），防止过早衰老。

按锻炼器官系统也将运动处方分为两类：一类是心脏体疗锻炼运动处方，以提高心肺功能为主，用于冠心病、高血压、糖尿病、肥胖病等内脏器官疾病的防治、康复及健身。另一类是运动器官体疗锻炼运动处方，以改善肢体功能为主，用于各种原因引起的运动器官功能。

（二）运动处方的目标

对老年人群中的不同个体而言，运动处方的目标是多种多样的。一般包括提高健康水平、减少慢性疾病危险、保障健身锻炼参加者安全等。制订运动处方时，基于个人的兴趣和健身的需要，其目标应有所侧重。对每个特殊的个体都应有特殊而明确的目标。

对全民健身运动而言，预防慢性病（运动不足性疾病）的发生、改善慢性病患者的健康状况是健身锻炼的最基本目标。作为健身锻炼的目标，选择中等强度运动的生活方式比改善某种素质，比如说提高耐力水平、增加肌肉力量更易达到、更易实现。当然，任何时候，只要可能，提高健康水平，提高身体素质，都是制订运动处方时所追求的目标之一。运动处方的根本目标是改变健身锻炼参加者的生活方式。

（三）运动处方的内容

即运动形式、运动强度、持续时间、运动频率和注意事项。

运动处方是因人而异，对"症"开方的。对于没有锻炼经历的老年人来说，制订运动处方要慎重，必须顾及个体的健康状况、危险因素、行为特点、个人目标及运动经历，科学地、有选择性地进行锻炼，从而收到满意的效果。

（四）老年人运动强度

评定老年人力量性运动强度的指标有：负荷强度、持续时间、重复次数、完成组数等。根据不同老年人的身体情况和锻炼目的，需分别确定以下几个方面的指标。

1. 负荷强度

负荷强度指所加负荷的重量，一般以下克、磅为单位。等速训练中的负荷以"千克·米"或"英尺·磅"为单位。确定负荷重量要用RM。采用不同的RM，锻炼效果不同。为增强肌肉的绝对力量。可采用1～2RM。为提高力量耐力，一般采用8～12RM。如果一组可连续完成达13次以上，应及时增加负荷重量。如果一组可完成16次以上，应调整负荷重量。如果负荷重量不足1RM的50%，一组可完成20次或30次以上，则主要是发展肌肉耐力，对提高肌肉力量作用不大。静力性力量练习负荷强度太小，只能提高肌肉的静力性耐力，对提高肌肉静力性力量作用不大。负荷强度的重量，应达到锻炼者尽最大努力，也只能坚持10秒左右（5～10秒偏重发展力量，10～30秒偏重发展力量耐力）的程度。制订运动处方时，应通过反复试验，找出适当的负荷重量。一般达到适合重量时，肌肉会出现轻微的颤抖。为提高力量，应在每个30°分别练习，并分别确定负荷重量。

2. 持续时间

持续时间指完成一次练习的时间，即由起始姿势开始运动，至还原到起始姿势所需的时间。在动力性练习中，完成一次练习所用时间，实际代表运动的速度。肌肉向心收缩运动速度越大，最大负荷越小。故一定要在相对固定的速度下，测定10RM的重量。力量耐力运动处方中一般完成一次动作时间为4～6秒，举起时用1～2秒，放下时用2～4秒。即"快起慢放"，慢放时肌肉实际上在进行小负荷的离心收缩。静力性力量锻炼的持续时间每次一般为10秒左右。最后一次要求尽量坚持。经过锻炼，如果能够持续的时间延长，应及时提高负荷重量。

3. 重复次数

重复次数指连续完成的次数。中间没有间隔，静力性练习规定有短暂的间隔时间。

动力性力量练习，每组可重复的次数取决于所取RM的数值。如负荷强度取10RM，开始锻炼时，最多只能完成10次。经数次锻炼后，可重复的次数将逐渐提高。在执行处方的过程中，可要求锻炼者最后一组尽量重复，如能达到13次以上，则及时调整处方。提高负荷重量。静力性力量练习，每组重复次数由少到多，一般3~5次即可。

4.完成组数

连续完成数次，称为一组。完成组数代表完成一次训练一共需练习几组。动力性力量练习，一般重复3~5组。随肌肉力量提高，最好增加负荷重量，而不是提高组数。静力性力量练习，一般只做一组。如果定为两组，可与动力性练习穿插进行。

5.次或组间隔

指静力性练习次与次之间的间隔时间，或动力性力量练习组与组之间的休息时间。动力性力量练习中，为提高肌肉力量耐力，组间隔一般在1分钟以内。目的是使疲劳积累，以达到"超量恢复"。如以增强最大力量为锻炼目的，则采用的负荷强度要大，组间隔可延长，使肌肉得到充分休息后，再全力完成下一组。静力性力量练习，静力性练习每次之间的间隔，约为锻炼时间的2倍。当采用持续时间为10秒时，次间隔时间为20秒，在1分30秒内可以完成每组3次的锻炼。

（五）老年人运动时间

老年人一般在动力性力量练习中，加上准备活动、整理活动需持续40—75分钟，单纯练习时间不少于25分钟，依据身体状况、锻炼目的不同，时间长短可分别规定。

（六）老年人运动频率

任何力量的练习，在训练达到超量恢复的时间是48~72小时。所以，运动频率每周3~4次即可，或者隔日锻炼。隔日一次的原则，是针对某一肌群而言。如果隔日锻炼上肢肌群，另一日锻炼下肢、躯干肌群，是允许的。

（七）老年人运动处方的制订要求

以高血压病的康复运动处方为例：运动康复专家在给锻炼者制订运动处方之前，不仅要对锻炼者进行详细的健康检查，还要做运动耐量试验以检查其心脏功能和血压对运动的反应性，以确定锻炼者可以承受的运动负荷；此外，还要做力量、耐力、速度和灵敏度等身体素质测试，从而判定锻炼者的运动能力和生理机能状况，这样才能科学地安排运动强度和运动量，保证了锻炼者运动的安全性、系统性和高效性。

　　第一，进行力量训练时，要注意自身的安全问题，预防运动损伤。在大型力量练习器械上锻炼前要了解器械的使用方法、练习的正确方法，随时注意检查器械的安全性。必要时，争取得到教练、指导、同伴的保护与帮助。

　　第二，利用杠铃、哑铃进行锻炼时，注意固定螺丝是否拧紧，避免杠铃片、哑铃片脱落引起损伤。

　　第三，运动员身体不适时进行力量练习，一定要注意全身的机能状况，要在严格的医务监督下进行训练。

第四节　柔韧性

一、柔韧性概述

（一）测定的意义

　　柔韧性是保障关节正常运动的基础，它决定关节活动的最大范围。它的作用是保持人体的运动能力，防止运动损伤。柔韧性好可以使我们在长时间运动的时候，保持肌肉的活力，防止肌肉拉伤，可以自如地完成动作，杜绝各种运动损伤的发生。提高应付突发事件的能力，并预防肌肉拉伤、关节韧带扭伤，或减轻损伤的程度。

　　老年人机体柔韧性与机体关节活动幅度的大小成正比，关节活动幅度大，柔韧性好；关节活动幅度小，柔韧性差。在目前看来，虽然柔韧性可以用各种专业的仪器测试出来，但是我们还是热衷于用简单的方法对老年人的柔韧性进行简单的侧定。

　　对于老年人机体而言，柔韧性下降主要是指四肢和躯干，无论是弯腰或是摸脚趾，抑或是做瑜伽都可以提高身体的柔韧性，一般每周进行2~3次，坐位体前屈是测定柔韧性素质的主要方法。此外，肩关节的活动幅度的测定，电成为评价柔韧性素质的重要内容。

（二）测定的指标与评价

　　老年人柔韧性素质测定指标包括评价躯干和下肢柔韧性的坐位体前屈试验，肩关节活动的持棍转肩、双手背勾试验，以及躯干旋转活动的臂夹棍转体试验等。

　　《国民体质测定标准》中测试柔韧性素质的指标是坐位体前屈，适用于各年龄段的人群。该项指标主要测试静止状态下的躯干前屈及下肢（腘绳肌、小腿三头肌的延展性）的柔韧性。

使用专门的坐位体前屈的仪器进行测定。测试者坐在垫上，将两腿伸直，双脚并拢，脚尖分开，将脚掌全部踩在测试器的平板上。双手交叠、中指对齐，从髋关节慢慢向前倾，尽量用手够到或者将手伸过脚趾头。测试两次，取最大值。测试时，受试者的膝关节不得弯曲，不能有突然前振的动作。评价标准见表3-5。

表3-5　《国民体质测定标准》坐位体前屈评价标准（男性）（单位：cm）

年龄/岁	1分	2分	3分	4分	5分
20～24	−3.5～1.7	1.8～8.9	9.0～14.1	14.2～20.1	＞20.1
25～29	−5.5～0.9	1.0～7.8	7.9～13.4	13.5～19.7	＞19.7
30～34	−7.0～−0.1	0.0～6.4	6.5～11.9	12.0～18.3	＞18-3
35～39	−8.7～−2.4	−2.3～4.9	5.0～10.7	10.8～17.1	＞17.1
40～44	−9.4～−3.8	−3.7～3.9	4.0～9.9	10.0～16.2	＞16.2
45～49	−10.0～−4.4	−4.3～3.2	3.3～9.1	9.2～15.9	＞15.9
50～54	−10.7～−5.6	−5.5～2.1	2.2～7.9	8.0～14.8	＞14.8
55～59	−11.2～−6.3	−6.2～1.7	1.8～7.2	7.3～13.8	＞13.8
60～64	−12.6～−7.8	−7.7～0.9	1.0～6.7	6.8～13.1	＞13.1
65～69	−13.6～−9.4	−9.3～−1.6	−1.5～4.6	4.7～11.7	＞11.7

二、增进柔韧性的方法

（一）定义

柔韧性是保障关节正常运动的基础，它决定关节活动的最大范围。它的作用是保持人体的运动能力，防止运动损伤。

柔韧素质是指人体的关节、肌肉、韧带等的伸展能力。柔韧素质是通过关节按照一定的运动轴活动、产生转动的范围表现出来的。

（二）分类

柔韧素质分为两类，即一般柔韧素质和专门柔韧素质。一般柔韧素质是指运动时主要关节的活动幅度，例如肘关节、膝关节等；专门柔韧素质是指专项运动时所需要关节活动幅度。机体如果想要进行专项的运动训练，专门的柔韧素质是必不可少的能力之一。

三、老年人柔韧素质的评定及训练负荷强度的确定

（一）老年人柔韧素质的评定

关于老年人柔韧素质的评定，本身带有局部性的特点。它的测量方法以及手段都与身体的相关部位关节的活动幅度有关系。一般评定老年人的柔韧素质，我们需要的建工具有量角器、卷尺、直尺等，这些工具可以直接测定关节的最大活动幅度。

进行柔韧素质测量，其指标是角度以及距离。比如，在测量肩关节时，我们可以手持木棒就行转体测量，测量两手大拇指之间的距离，这个距离同关节活动幅度和关节柔韧性成正比例关系。

（二）老年人柔韧素质训练负荷强度的确定

在进行柔韧性的训练时，机体在进行肌肉拉伸时，所需要的负荷强度是由自身来控制的，依靠自我感觉进行安排。例如肌肉出现酸痛、酸胀感，我们可以适当减小强度。如果肌肉出现麻木的情况，要立刻停止练习。在进行柔韧性训练时，我们还可以采取负重练习的方式，即所负重量是被拉长肌肉力量的50%，运动能力强的老年人，负重力量可以适当加大。通常情况下，长时间的中等强度练习要比短时间高强度训练效果好。

想要使关节的运动幅度最大化，就要根据机体不同部位的关节的不同特点，进行合理安排，采取适度的训练方法以及适度的运动次数进行训练。由于运动员的身体素质、运动年限、性别、年龄均有差异，多以练习的次数也不尽相同。

机体在进行柔韧素质训练时，训练时间一般应该是6～12秒，运动幅度可适当增大。尤其在做静力性训练时，当关节活动到最大的幅度时，可以停留保持30秒。

柔韧性训练的组间间隔老年人的恢复能力确定，目的是使运动员保持恢复的能力条件下去完成下一个练习。其中，休息时间的长短同训练的性质和动作时间有很大的关系。

四、老年人柔韧训练的方法和手段

（一）老年人柔韧训练的方法

老年人柔韧性训练分为动力拉伸法和静力拉伸法两种。两种方法的共性是，在拉伸的过程中，既可以是主动拉伸，也可以是被动拉伸。动力

拉伸法是指动作带有节奏型，多次反复的重复同一个动作来使软组织慢慢拉伸的方法；静力拉伸法是指在动作达到最大幅度时要保持动作的静止不变，使软组织持续被拉长，如教练帮助老年人拉伸等。在训练时，最好的方法是二者的结合，巧妙地运用，动中有静、静中有动。

在以上两种方法中，既可以主动的完成，也可以被动地去完成。主动地完成是指联系着凭借自身的力量拉长软组织，比如坐位体前屈等。被动的完成是指在外力的帮助下进行软组织拉长，如教练帮助我们拉伸等。在进行被动性的练习时，动作的幅度和强度都会超过主动性的练习指标，差距越大，证明练习者的柔韧素质越好。

发展动力性的柔韧素质训练，最好的方法是慢慢地增大运动的幅度练习并且肌肉做退让性运动。静力缓慢拉伸对牵张反射不起或少起作用。突然急剧式拉伸练习，会引起牵张反射，使同一块肌肉收缩，影响柔韧性练习的效果。

（二）老年人柔韧训练的具体方法

柔韧素质的发展应从各项目的特点出发，有目的、有选择地进行，以下是一些发展柔韧素质的方法，供教学训练时参考。

1. 手指手腕柔韧性练习方法

（1）握拳、伸展反复练习。

（2）两手十指相触用力向内压，使指根与手掌背向约成直角。

（3）两手十指交叉，双手撑直并在头上做翻腕动作。

（4）手腕屈伸、绕环。

（5）手指垫高的俯卧撑。

（6）杠铃至胸，用手指托住杠铃杆。

（7）用左手掌心压右手四指，连续推压。

（8）面对墙站立，连续做手指推撑。

（9）左、右手交替抓下落的棒球（或小铅球）。

（10）靠墙倒立。

2. 肩关节柔韧性练习方法

（1）手扶一定高度体前屈压肩。

（2）双人手扶对方肩，体前屈直臂压肩。

（3）面向墙一脚距离站立，手、大小臂、胸触墙压肩（逐渐加大脚与墙的距离）。

（4）练习者背对横马并仰卧在鞍马上，另一人在后面扶着他上臂下压。

（5）两人互相以手搭肩，身体前倾，向下有节奏地压肩。

（6）双人背向站立两手在头部上方上拉住，同时做弓箭步前拉。

（7）练习者站立，两手在头部上方握住，帮助者一手拉练习者在头部上方手，一手顶背助力拉。

（8）练习者仰卧，两手相握上举或两手握木棍，帮助者坐在练习者身上，一手拉木棍，一手顶其背助力拉。

（9）背对肋木坐，双手在头部上方握肋木，以脚为支点，挺胸腹前拉起成反弓形。

（10）背向肋木站，双手反握肋木，下蹲下拉肩。

（11）背向肋木屈膝站肋木上，双手在头部上方握肋木蹬直双腿胸腹用力前挺。

（12）侧向肋木，一手上握一手下握肋木向侧拉。

（13）单杠各种握法（正、反、反正、翻等握法）的悬垂摆动。

（14）单杠负重静力悬垂。

（15）杠悬垂或加转体。

（16）后吊：单杠悬垂，两腿从两手间穿过下翻成后吊。

（17）用木棍、绳或橡皮筋作直臂向前、向后的转肩（握距逐渐缩小）。

3.腰腹部柔韧性练习方法

（1）弓箭步转腰压腿。

（2）两脚前后开立，向左后转，向右后转，来回转腰。

（3）体前屈手握脚踝，尽量使头、胸、腹与腿相贴。

（4）站在一定高度上做体前屈，手触地面。

（5）分腿体前屈，双手从腿中间后伸。

（6）分腿坐，脚高位体前屈，帮助者可适当用力压其背部助力压。

（7）后桥练习，逐渐缩小手与脚距。

（8）向后甩腰练习。

（9）俯卧撑交替举后腿，上体尽量后抬成反弓形。

（10）双人背向，双手在头部上方相握或双臂互挽做互相背向练习。

（11）肩肘倒立下落成屈体肩肘撑。

4.胸部柔韧性练习方法

（1）俯卧背屈伸。练习者腿部不动，积极抬上体、挺胸。

（2）虎伸腰。练习者跪立，手臂前放于地下，胸向下压。要求主动伸臂，挺胸下压。

（3）练习者面对墙站立，两臂上举扶墙，抬头挺胸压胸，要求让胸尽量贴墙，幅度由小到大。

（4）练习者背对鞍马头站立肩，挺胸。

（5）练习者并腿坐在垫子上习者肩背部，向后拉肩振胸。身体后仰，两手握环使胸挺出。要求充分伸臂，顶背拉臂上举，同伴在背后一边向后拉其双手，一边用脚蹬练。

5.下肢柔韧性练习方法

（1）前后劈腿。可独立前后振压，也可以将腿部垫高，由同伴帮助下压。

（2）左右劈腿。练习者仰卧在垫子上，屈腿或直腿，由同伴扶腿部不断下压。

（3）压腿：将脚放在一定高度上，另一腿站立脚尖朝前，然后正压（钩脚）、侧压、后压。

（4）踢腿：原地扶把杆或行进，正踢（勾脚）、侧踢、后踢。

（5）摆腿：向内、向外摆腿。

（6）控腿：手扶支撑物体，前控、侧控。

（7）弓箭步压腿。

（8）跪坐压脚面。

（9）在特制不同形状的练习器上练习脚腕不同方位的柔韧（特制练习器械见弹跳力部分）。

（10）用脚内侧、外侧、脚跟、脚尖走。

（11）负重深蹲，脚跟不离地使脚尽量弯曲。

（12）双刀腿坐，双脚互相顶位，双手相拉，一人后仰。

（13）背对背坐，双手头上拉，一人前俯，一人后仰。

6.踝关节和足背部柔韧性练习方法

（1）练习者手扶腰部高度肋木，用前脚掌站在最下边的肋木杠上，利用体重上下压动，然后在踝关节弯曲角度最大时，停留片刻以拉长肌肉和韧带。

（2）练习者跪在垫子上，利用体重前后移动压足背，也可将足尖部垫高，使足背悬空做下压动作，增加练习时的难度。

（3）练习者坐在垫子上，在足尖部上面放置重物，压足背。

（4）做脚前掌着地的各种跳绳练习。

（5）做脚前掌着地的各种方向、各种速度的行走练习。

五、老年人进行柔韧性训练的基本要求

（一）柔韧素质与力量素质相结合

老年人进行柔韧性训练，要注意柔韧素质与力量相结合的方式发展，这样有利于两种素质全面协调的发展。在进行运动后，要适当地进行放松

练习，力图使肌肉得到放松，不僵硬。

（二）注意柔韧性训练与温度和时间的关系

肌肉的状态受环境温度的影响很大，所以，进行运动时温度要适宜。一般情况下，温度在18℃时，肌肉的伸展能力使最好的，柔韧性也是最佳的。一天的早晨，肌肉的柔韧性最差，但是早晨的温度是最适宜的，所以早晨要适当地进行锻炼，但要做好准备活动。温度在10～18℃时，进行柔韧性训练的效果较好。

（三）柔韧性训练要具有经常性

老年人要进行经常性的柔韧性训练，因为，肌肉的柔韧性是保持身体运动性能的基础。肌肉的柔韧性容易发展，易见效，但也容易消失。所以，要坚持训练，只要停止训练一段时间，肌肉的柔韧性就会下降。机体想要提高专项活动的柔韧性，这种柔韧性的训练就要每天进行，这样才有利于保持。这样的训练每周要进行3～4次，训练强度可酌情减少。在全年的任何时期，都要进行发展或者保持肌肉的柔韧性。

（四）采用多种手段发展老年人柔韧性

发展老年人柔韧性的方法多种多样，不能认为简单的拉伸是唯一的方法。训练柔韧性最好的方法是"规律性的慢跑+动力性柔韧性练习"。加拿大国家跨栏队教练布伦特·麦克法兰推荐一套柔韧性训练，2×50米慢跑，需8次朝前和朝后慢跑交替进行。2×50米特慢速跑，需上体前倾，一只手触地，加速跑10～15米。50米抬膝慢跑，需抬膝，向上踢腿，双腿交替进行，来回慢跑。50米跳像手中有一条绳子一样跳，注意跳时的抡臂动作。50米走，侧交叉腿、臂，一次一换侧。

六、老年人伸展性运动处方的制订

（一）运动目的

在训练活动内容中安排柔韧性练习（可在准备活动、整理活动时进行），可以保持良好的柔韧性。因伤病引起关节功能障碍时，通过主动或被动的练习，可预防长期制动而引起的一系列改变，故可防止关节粘连、挛缩，保持肌肉的伸展能力，以保存现有的关节活动幅度。如果关节活动幅度已下降，通过练习，有助于恢复正常的关节活动幅度，使肢体的柔韧性能够尽量满足运动的需要。

（二）运动种类

在关节结构基本正常的前提下，柔韧性练习的主要作用是提高肌肉的伸展性，其次是改善关节周围软组织的性能。所以在柔韧性练习中，以牵拉肌肉的练习为主。被动运动、主动运动、助力运动都可以用来提高身体的柔韧性素质。

最常用的老年人柔韧性练习方法是牵张训练，分为动力性（冲击性）牵张训练和静力性牵张训练。训练可采用主动性训练，也可以采用被动性训练。柔韧性练习的分类如下。

1. 可提高老年人柔韧性素质的某些运动项目

有些运动项目，对老年人运动员的柔韧性素质要求比较高，锻炼过程中，教练会安排必要的柔韧性训练。如果条件允许，可以通过训练，达到提高身体柔韧性目的。瑜伽、太极拳等是公认的有益于提高柔韧性的运动项目。其他的还有有氧体操、舞蹈、游泳、普拉提等。

2. 牵张练习

牵张练习，或称为伸展练习，是在学校体育课、运动训练、健身锻炼的准备活动中一贯使用的方法。

（1）冲击性牵张练习。通过反复的冲击动作牵拉肌肉进行的练习叫作冲击性牵张练习。它是最早的发展柔韧性的练习手段，也是最常用。它的工作原理是：运用神经肌肉对于冲击动作的牵张反射引起收缩，冲击越大，肌肉收缩的也就越大，会抵消肌肉主动拉伸的作用，影响训练效果。但是，如果主动性拉伸作用大，则会引起运动损伤、肌肉拉伤等。这种柔韧性练习方法，20年前在国外已遭到反对。

（2）静力性牵张练习。静力性牵张练习的要点是，在练习时慢慢牵拉肌肉，当肌肉感到被牵拉时，停止继续拉长，坚持10～30秒后，再放松。静力性牵张练习，避免了牵张反射的副作用，其优点是效果明最、花费的时间短、可以独立完成练习、发生肌肉损伤的概率低。因此，静力性牵张练习为首选的柔韧性练习方法。

（三）运动强度

在进行柔韧性的训练中，要确定运动强度。运动强度包含的内容有负荷强度、动作的持续时间、重复的组数和次数、动作之间的间隔时间等。

负荷强度是指在进行训练时机体各个部分如韧带、肌肉等能够承受的牵拉力的大小。这种力量包括身体体重、运动器械等得重量。牵拉力的大小，以训练者的自我感觉为标准。力量太大，会引起运动损伤；力量太小，达不到训练的目的。如何确定负荷强度？在确定进行训练的内容和方式之后，根据训练的内容及注意事项进行练习。加大运动幅度的过程是循序渐进的，慢慢地给予助力。当练习者感到训练部位被牵拉时，即为适合的负荷强度。牵拉疼痛或者感觉不到牵拉是因为负荷强度过大或者过小，这样都达不到训练的效果。

训练的持续时间的确定：刚开始训练，最初训练部位出现牵拉感觉时，要停顿十几秒，然后逐渐的延长时间，坚持运动，几周之后就可以提高到45秒甚至60秒。

重复次数及组间间隔时间的确定：停留10～60秒之后，稍作放松，待牵拉感觉缓解后，即刻开始下一次练习，重复3～4次。也可以左右交替进行，每侧重复3～4次。重复练习时，根据自我感觉加大牵拉的程度。

（四）运动时间

老年人柔韧性练习可以放在准备活动、整理活动中进行。多个部位练习总时间为10～20分钟即可，允许分段完成。如果想使柔韧性达到很高的水平，一次课的时间可长达1～3小时。

（五）运动频率

老年人柔韧性练习以每天进行练习，循序渐渐的效果最佳。如果时间紧张，那么每周至少进行3～4次训练，或者每隔一天进行一次训练。否则达不到训练效果。

（六）注意事项

第一，老年人预防在柔韧性练习过程中发生运动损伤，可采用静力性牵张练习，摒弃冲击性牵张练习。

第二，机体采取主动练习时，要控制好牵拉的负荷强度。强度过大或者过小，都会达不到练习的效果，强度过大甚至会造成运动的损伤。

第三，老年人在进行被动性练习时，练习的助手也要注意力量的强度，要和练习者进行交流，适时地做出调整。

第四，老年人在进行柔韧性练习前，要进行热身活动，例如慢跑等。热身活动有助于提升训练效果，预防意外的产生。

第五，老年人在练习时穿宽松的或弹性较好的衣服，既方便，又保暖，天冷时有助于保持肌肉的温度。

第六，注意场地、器材的安全性。避免地板过滑，致使动作幅度突然加大而引起损伤。

第七，每个人的柔韧性不同，不要将柔韧性作为比赛的内容。

第五节　身体成分

一、测定的意义

身体成分是指人体总体重中的脂肪组织重量和去脂组织重量（瘦体重）的百分比。身体脂肪所占的百分比，是评价一个人是否真正肥胖的主要依据。身体成分的测定结果，将成为确定是否需要减肥的依据。身体成分中脂肪成分和肌肉成分成反比例关系。脂肪多了，肌肉就少了，身体的代谢就下降了，身体的各项指标也就下降了，从而各种慢性病病发率就增加了。

二、测定的指标与评价

身体成分的评价指标叫作体脂百分比，但是测试体脂百分比的数字难度较大，需要专业的设备仪器。所以我们通过测量标准体重及肥胖度、身体质量指数、腰围、臀围、腰臀比和体脂百分比作为参考指标。

（一）标准体重及肥胖度

体重是反映和衡量一个人健康状况的重要标志之一，过胖或过瘦都不利于健康。我国成年人标准体重参考计算公式见表3-6，肥胖度见表3-7。

表3-6　我国成年人标准体重参考计算公式

身高（cm）	年龄（岁）	性别	标准体重计算公式（kg）
小于165	大于18	男	标准体重=身高-105
		女	标准体重=身高-110
大于165	18～30	男、女	标准体重=身高-100
	30～50	男	标准体重=身高-105
		女	标准体重=身高-107-5
	大于50	男、女	标准体重=身高-102.5

表3-7　肥胖度（%）指标的应用

标准	低重	正常	超重	轻度肥胖	中度肥胖	重度肥胖
肥胖度	低于-10%	-20%	10%~20%	20%~29%	30%~50%	大于50%

（二）身体质量指数

身体质量指数是目前国际上常用的衡量人体胖瘦程度以及是否健康的一个标准，BMI-B体重（kg）/E身高（m）/2。亚太地区BMI评价标准见表3-8。

表3-8　亚太地区BMI评价标准

BMI	评价
小于18.5	体重不足
18.5~22.9	正常
23~24.9	超重
25~29.9	肥胖
30~70	严重肥胖

（三）腰臀比

预测肥胖程度的指标叫作腰臀比，同健康程度成反比。腰臀比越小，说明越健康。测试腰臀比，可以预测是否健康、是否肥胖、是否有患心脏病的风险等。测试腰臀比用来衡量身体健康与否，结果是比较准确的。腰围尺寸大，表明脂肪存在于腹部，是危险较大的信号；而一个人臀围大，表明其下身肌肉发达，对人的健康有益。基于腰臀比对肥胖的分类见表3-9。

表3-9　基于腰臀比对肥胖的分类

性别	正常	臀部肥胖	腰部肥胖
男性	小于0.9	0.9~1.00	大于1
女性	小于0.8	0.8~0.85	大于0.85

注：肥胖度 =（实际体重标准体重）标准体重 ×100%。

第四章
老年人体适能训练理论研究

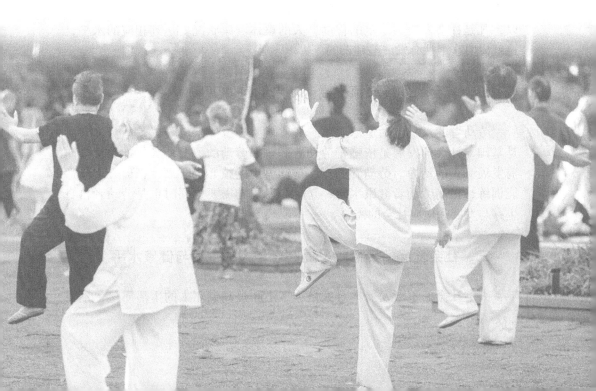

人类的发展并不是孤立的，而是于外界有着千丝万缕的练习的。在人类与外界进行联系时，会发生能量交换、新陈代谢、信息交换等物理的和化学的反应。有了以上反应，就会引起我们研究和学习机体的能力能量以及人与自然、人与社会、人与人的关系等问题。世界上的所有事物都是有发展规律的，无规矩不成方圆。人体在进行运动锻炼时，也是有规律的，只有遵循这些规律，才能使我们的行动达到理想效果。体适能的训练理论有心理学、生理学、解剖学、营养学等方学科的理论知识，研究这些理论，有助于我们更好地进行体适能锻炼，更好地运用体适能。

第一节 社会发展与人类健康

一、老年人的健康水平是反映社会发展水平的重要标志

在一个社会中，如果老年人的健康水平很差，可以想象这个社会的发展呈现什么样的状态。有可能是这个社会中的医疗保健没有保障，或者是医疗科学发展很差；社会的物质生活不丰富，可能人们的温饱问题得不到保障；精神生活很单调，人们根本没有条件去娱乐与健身；经济发展不平衡，或者根本不发达；也可能是战争与自然灾害危害人类，或者是政权不稳定等。从这些状况来看，人的身体健康水平是社会发展的重要标志。所以，凡是社会发展到一定的程度，人的整体健康状况要达到相应的水平，这就说明这个社会发展是和谐的。

二、社会的发展必须提高劳动者的身体素质

劳动者的素质包括道德素质、文化素质、身体素质等，其中身体素质是基础，社会的发展是依赖于劳动者高效率劳动的，劳动者是推动社会向前发展真正的动力，劳动者的素质是动力中的核心。所以，积极开展体适能训练，提高劳动者健康水平，是社会发展的需要，同时也是劳动者自身生存与发展和适应社会的需要。

三、社会发展的目标就是提高老年人的生活与健康水平

人类社会的不断发展本身就是为了不断提高老年人的生活质量，不断

提高老年人的健康与生存能力，努力完善人类自身的发展。所以说老年人健康水平的提高，可以更好地促进社会的发展。而社会的发展又可以改善老年人类的生活质量、促进老年人健康生存发展，为老年人带来更多的幸福。因此，开展老年人运动健康活动具有更深远的社会学意义。

四、社会的稳定为老年人开展运动健康提供了可靠的环境

老年人进行体适能训练时，是一种积极、主动的个体行为，是在心理获得相对的平衡与满足的情况下进行的。如果在十分动乱、不安定的环境下生活，老年人是没有积极与主动的精神参加体适能训练的，除非是为了打仗而强迫自己去健身，否则，老年人就根本无心参加什么身体锻炼。所以，社会的稳定为老年人开展运动健康活动提供了可靠的环境，使老年人能在和平的环境里尽情分享运动健康的快乐，同时为社会创造更多的财富，造福于子孙后代。

第二节　心理学基础

人们从事任何活动，都要解决两个问题，首先是要不要做，然后是如何去做。要不要做是力量的源泉，是我们做事的动力。它决定我们做事的动机、方向、目标等，是行为的起点。竞技运动、体育教育和大众健身的实践不断给运动心理学提出有关动机的问题，例如，体育活动为什么会成为某些人乐趣的来源和日常的需要，而另一些人则因为体育活动而伤害了自尊心？为什么有人不顾生命危险从事攀岩活动，连续几天不间歇地跑步，从四五岁起便开始系统的专业化训练，或者要忍受极大的伤痛坚持训练？体育活动能够给人们的生活带来什么？显然，要令人满意地解释这些问题，需要从生物、社会、文化、经济等方面进行全方位的分析。

一、老年人体适能训练心理机制

从心理学角度讲，老年人的任何心理活动，其实都是大脑对客观环境的反应，老年人的任何活动都是受大脑控制的。心理学研究的是意识，意识指导实践。老年人的生理和心理都受大脑的控制，从而会产生紧张、激动、高兴、抑郁等的情绪。心理因素在一定程度上也影响着老年人的身体健康，因

为心理使人们情绪时而高兴、时而忧郁，从而产生生理上的变化。

有些时候，老年人持续沉浸在悲伤和抑郁的情绪中，就会带来生理指标的变化，影响身体某个器官的变化甚至病变。相反，心理作用于人产生高兴、开朗、豁达的情绪时，也会调整老年人的身体使之更加健康。所以说，老年人适当地进行一些运动，如登山、跳舞、打球等运动，可以使老年人产生积极的心态，调整老年人的情绪，使老年人轻松自在，通体舒泰。很多的事实证明，心理的负面作用，会使人生病甚至死亡。所以说，要保持心理及生理的健康状态，就要积极地运动起来。

二、情绪对老年人体适能训练的影响

情绪有很多种，它是随着人类的进化产生的，包括喜、怒、哀、乐、爱、惧、紧张、忧郁等。它是人体对周围的人或事的心理感受，是人类各种行为的内在支配。情绪作用于人体，影响人的意识和认知，从而对人类的健康造成影响。人类的生老病死、人类的升迁、人类的生活水平的提高等等因素，都会从不同程度影响人们的情绪从而影响意识。情绪的影响力非常的大，影响人的身体各个部位都会有不同程度的变化。

（一）情绪状态影响机体变化

1. 老年人的情绪状态

老年人的情绪状态分为三种，即积极情绪、消极情绪、积极情绪与消极情绪的交叉影响。积极情绪是指对人体的生命活动起良好作用的情绪，积极情绪能为神经系统充添新的力量，更好地发挥机体的潜力；能提高脑力和体力劳动的效率和耐久力；能协调和促进各器官系统的机能，减少疾病；积极的情绪总是伴随着身体运动的活跃，因为机体的能源动员起来了，血糖增加，呼吸与脉搏加快等。消极情绪是指对人的生命活动起不良影响的情绪，会使人的心理失去平衡，如愤怒、憎恶、悲伤、不安、惊慌、恐惧、委屈、痛苦、惊慌失措、不满、嫉妒等，都是消极情绪体验。消极的情绪经常反复出现，对机体很不利，最容易造成神经活动的机能失调，即称为神经机能病，然后可能会转成各种躯体疾病，特别是容易造成心血管疾病。过度的高兴、激动、兴奋、喜悦，并非是积极情绪，往往对机体产生不良的影响。有些消极的情绪，如愤怒、憎恶、不满等在短时间内，偶尔体验一下，发泄一下内心的感受，反而对身体有积极作用，然后可以制造出许多的积极情绪状态效应。

对于老年人来讲，积极情绪和消极情绪都要适度，否则就会影响人的健康。要充分利用这两种情趣可以有效地调节情绪，利用运动调节情绪是最好的办法。

2.情绪影响下的机体变化

情绪影响下的机体变化分为内脏器官变化、腺体的分泌变化、面部表情和肌肉与姿态的变化。人在发怒或震惊时，呼吸加快而短促，心跳加速，血糖增加，血压升高，血液的含氧量也增加；人体过度高兴或激动时，心跳加快，血脂升高，血压上升等，以上体现的是内脏器官变化。腺体的分泌变化表现为人在焦虑和忧郁时，抑制胃肠蠕动和消化液的分泌；盛怒和激动时，各种消化腺分泌很少消化液，食欲递减；紧张或害怕时，肾上腺分泌加强，导致血糖和血压上升。面部表情和肌肉与姿态的变化表现为许多消极情绪的过度表现，都会出现面色苍白，动作软弱无力，肌肉紧张发抖，动作僵硬，姿态反常，额头冒汗等。如悲哀时，眼、嘴下垂；愤怒时，眼、嘴张大，毛发竖起；盛怒时，胸部挺起，横眉张目，紧握拳头；困窘和羞愧时，常面红耳赤；突然震惊时，脸色苍白等。

（二）情绪与疾病

对老年人的健康来讲，情绪的作用有力也有弊，好的情绪促使我们的身心变得健康，坏的情绪导致疾病侵袭身体。情绪对人的健康有主导作用，影响人的寿命。所以我们要了解情绪，掌握调节情绪的方法，很好地利用情绪、控制情绪，使人的生命的长度和广度更为广阔。

（三）身体运动对老年人情绪的影响

通常情况下，老年人去参与体适能的训练，其实都在一种积极的情绪下驱动的，积极的情绪驱动的运动会增进人的健康，提高生命质量。消极情绪驱动的训练，会伤及身体。所以，老年人在运动时，一定要调整好情绪。大部分老年人的健身活动，都是在积极情绪的驱动下进行的，意在通过体适能训练增强体质，延长寿命，减轻生活的压力。所以，在积极情绪的影响下的运动，老年人的灵活性和敏捷度都很高，肌肉以及关节的状态都是最优化的状态，所以即使运动时间长，也不易受伤，整个过程是非的愉快。

三、影响老年人体育健身的心理因素

（一）群体心理相呼应

无论哪种人，总是生活在一定的人群里，在这种人群里，往往有共同的生活志趣，有些不同的爱好和兴趣有时产生相互影响，形成相呼应的群体心态。如体育健身、运动娱乐是许多人愿意参与的，愿意投入的。所以，只要一个群体有了这种良好的心理呼应，这个群体中的每个成员有着很主动、积极的运动健身行为，就会收到良好的健康效应。

（二）娱乐心理

老年人在选择运动项目的时候，出发点都是自己的兴趣点，是否精通，是否喜欢，是否能坚持下去，是否会让自己开心，是否能增进自己的健康都是老年人考虑的因素。所以，运动项目的趣味性和娱乐性，有时是促使老年人积极投入身体运动的动力，一旦老年人所参加的身体活动没有乐超，刺激不了情绪，就会影响老年人的积极性，容易产生厌倦、不持久等心理，影响运动效果，或最终退出体适能运动。

（三）恐惧心理

老年人在运动时因为对环境不熟悉，或对运动项目不熟练，就会没有安全感，所以就不敢或不乐意去参加运动，即使去参加运动，也是提心吊胆地进行，很难收到良好的锻炼效果。

（四）羞愧心理

由于老年人身体条件和运动基础较差，最初总是不敢进运动场所，参加运动总是怕人笑话自己，这样自己就很难进入运动的角色，如果不设法排除这种羞愧心理障碍，那就谈不上什么运动健身的问题了。

（五）情绪状态

老年人如果在一段时间里，精神不振、思想负担很重、工作与家庭不顺等，情绪总是处于不正常不稳定的状态，那么，老年人根本没有心思参加身体运动，如果勉强参加，相反会有害于身体健康。所以，老年人要经常保持乐观而积极的情绪，要善于调节好自己的情绪，这样就会有利于身体运动，有利于健康。

（六）意志品质

老年人参加体育健身，实际上是一个不断遇到困难、不断克服困难的过程，如能量的消耗，出现了疲劳的困难；运动后要换衣和洗衣；运动的时间是一早一晚，要起早或摸黑，影响休息；气候的恶劣变化，还必须坚持运动等。克服这些困难需要有较好的意志品质，否则，可能中途停止，或收不到良好的效果。

四、体适能训练对老年人心理的影响

（一）体适能训练对老年人心理过程的影响

运动表象成熟，老年人在参与体适能训练的过程中，不仅能感受到项目本身对感觉器官、神经、肌肉的刺激，还能在思维和指导员指导动作的共同参与下，在头脑中创造出某些技术动作。

（二）体适能训练对老年人情感过程的影响

情感是老年人对事物是否符合自己的需要而产生的体验。情绪一般归类为心境、激情、应激，心境时能感染的比较微弱而持久的状态。健身锻炼是情绪的调节剂，在体适能训练中有成功的喜悦，有进步的满足，有胜利的欢乐等。焦虑和抑郁也会有影响，焦虑和抑郁是常见的情绪困扰。可以通过体适能训练来改善焦虑状态等。

（三）体适能训练对老年人意志过程的影响

老年人坚强的意志品质：自觉性、果断性、坚持性、自制性。

五、老年人体适能训练的动机问题

老年人的需要从低到高是分层次的，如同马斯洛研究的五类需求，马斯洛认为人的需要即动机就像一个金字塔一样，从低到高分为五个层次。最基本的就是生理需要，例如吃饭、睡觉等，是最好满足的；在往上就是安全需要，在人的生理需要满足后，就会产生安全的需要，如生命安全，财产安全等；第三层就是社交需要，老年人在社会中，不是孤立的个体，而是与社会联系的有机体，所以有情感的需要；第四层即尊重需要，老年人希望被尊重、被平等的对待。最后一层也就是最高级的自我实现需要，为民、为国、实现自我价值等，如图4-1所示。

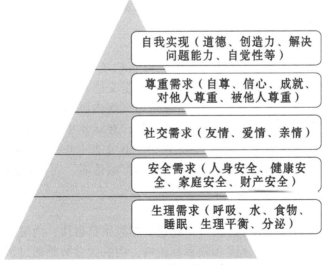

图4-1 马斯洛需求层次

第三节 生理学基础

一、工作适应过程

由运动开始到发挥人体最高工作能力的过程称为工作适应过程。这个过程不仅是在身体运动中如此，而且脑力劳动也是如此，是人体活动的规律之一。

（一）老年人工作适应过程的生理机制

从老年人的生理机能来讲，不管是脑力劳动还是体力劳动，最初在运动的时候并不是最佳的状态，而是在运动一段时间后，才会达到最佳，这就是反应过程。违反了这个规律，不仅有损于身体，而影响工作效率。生理机制是由人的生理惰性形成的。

1. 反射活动

人体参与的一切活动都是反射活动。从人体解剖生理特点来看，人身体的反应神经被称为反射弧，反射弧完成一件工作是有时间周期的，动作越复杂，反应时间越长。这种反射活动的生理惰性是固有的，反射机能缩短反射过程的时间。整合和处理信息所需要的时间就越多，但通过科学的体育锻炼可以提高反射活动。

2. 内脏器官的生理惰性

运动器官（主要指肌肉）与内脏器官机能的惰性差别，是产生工作适应过程的一个重要因素。因为运动器官受交感神经（躯体性神经）的控制，传导速度快，反应迅速，惰性时间短；而内脏器官受植物性神经的控制，传导兴奋时转换中枢多，所需时间长，在运动中必将造成内脏器官向运动器官供血和供氧等营养物质跟不上，不可能一开始就发挥最高水平。所以必须经过工作适应过程。长期坚持体育锻炼者。可以提高植物性神经的反应速度，尽快克服这种生理隋性。

3. 调节机能的惰性

运动器官主要是由神经调节，其速度和频率都很快；内脏器官主要是通过神经—体液调节，其速度和频率都较慢，内脏大多数是通过调动内分泌腺分泌激素来促进活动。所以调节机能的惰性差别更是显著。例如不做准备活动跑1500米时，呼吸和循环系统等要在跑步后2~3分钟方可达到最高机能水平；而运动器官特别是肌肉在20~30秒钟内就可达到最高机能水平。

（二）"极点"和"第二次呼吸"

1. 极点

老年人在进行长时间剧烈运动时，有一段时间会出现呼吸紧迫、胸部发闷、动作迟缓、情绪低落，不想继续运动下去，这种状态叫"极点"。

"极点"产生的原因：主要是由于内脏器官的机能活动惰性大，跟不上骨骼肌活动的供能需要，造成氧供应不足，大量乳酸等代谢物质堆积在血液中，这些化学物质的刺激引起呼吸循环等系统的机能活动失调（如呼吸、心跳急速加快，血压升高等）。从而引起动力定型暂时紊乱，中枢抑制过程占优势。这样就形成了"极点"现象。

"极点"消除的方法，"极点"出现后，要坚持运动，适当降低运动强度，根据动作特点和节奏，尽量多做深呼吸，这样可以逐步克服内脏器官的惰性，消除"极点"症状。另外，运动前做好充分的准备活动，可以减轻"极点"的症状。

2. 第二次呼吸

老年人在克服"极点"的过程中，机体可以产生一系列变化，即植物性中枢的机能逐步适应，惰性得到克服；这时运动性机能与植物性机能之间获得统一，动力定型恢复，协调性改善，就出现了"第二次呼吸"状态。这些呼吸匀而深、动作轻快，说明工作适应过程已结束，老年人人体机能活动进入了稳定状态。

二、稳定状态

老年人参加身体运动的工作适应过程结束时各种生理惰性得到克服，各器官系统的机能在一段时间内稳定在一定的水平上称为稳定期（即稳定状态）。

（一）真稳定状态

老年人在进行身体运动过程中每分需氧量等于或小于每分最大吸氧量称为真稳定状态。其特点是人体每分吸氧量可以满足运动时的需氧量，使身体进行有氧代谢供能；没有或很少有乳酸的产生和氧债的积累；身体各器官系统的机能水平高，能量供应充足；运动持续时间较长，运动水平越高，真稳定状态的时间越长，运动成绩越好。

（二）假稳定状态

老年人在身体运动过程中，每分需氧量大于每分最大吸氧量，负氧债并且稳定在一定时间内进行无氧代谢运动称为假稳定状态。其特点是每分吸氧量达到了极限水平，但不能满足氧需量，有乳酸和氧债积累，主要是由于无氧代谢供能形成的；与运动有关的植物性机能达到极限水平，老年人感到十分吃力；运动持续时间不长。所以，经常从事这种无氧代谢的"假稳定状态"锻炼活动，可以很有效地提高老年人各器官系统的机能能力。

三、老年人疲劳和疲劳的消除

（一）老年人疲劳的生理学依据

疲劳是指身体超负荷运动引起器官、身体机能暂时下降的情况，这种现象叫作疲劳。产生疲劳是有生理学的依据的，是一种合理的现象。

但到目前为止，人为什么会产生疲劳，还没有明确的结论，但是有几种说法，例如产生疲劳是因为神经系统的影响、因为能源物质的耗竭、代谢产物的积累、机体内环境稳定性失调等，种种说法莫衷一是，有待进一步研究。

总之，疲劳的产生有神经中枢系统作用的结果，也是机体与周围组织共同作用的结果，它是人体的综合性生理过程。疲劳是一种保护性反应，这种反应可便与机体生命有关的机能免于过度衰竭，另外疲劳与人的主观因素、情绪等精神因素有关。

（二）老年人消除疲劳的方法

1.保证有足够的睡眠时间

睡眠时中枢神经系统，特别是大脑皮层的抑制过程占优势，能量物质的合成也占优势，体内一切代谢产物得到重新利用或排除，各器官系统的机能得到恢复。

2.积极性休息

指采取另外的轻微活动方式来消除疲劳，不是静止休息。如下肢运动疲劳，可以穿插一些上肢活动调节。这主要是一种负诱导作用，即一个中枢兴奋，促使另一个中枢更好地抑制和恢复。

3.补充各种营养

老年人在日常膳食中多补充如蛋白质、糖、维生素和无机盐等。

4.心理暗示与气功放松

如自我暗示身体放松和谈心、说笑话、听相声以及一些放松气功。

5.按摩和热水浴

老年人喜欢去浴池或者温泉泡澡，这也是目前既经济又有效的一种消除疲劳的手段。

四、准备活动的生理意义

准备活动指在进行各种身体练习活动之前所做的热身运动，它对活动的有效性有着重要的生理意义。

（一）提高老年人神经系统各中枢的兴奋性

老年人从静止转入运动，首先必须神经系统接受刺激，从抑制转入兴奋。其中必须有一个像汽车发动预热一样的过程，然后使中枢神经各系统与运动器官建立起适宜的兴奋性和机能活动性。以便身体即将进入剧烈运动而缩短适应过程，更快地提高机能效率。

（二）克服植物性神经和内脏器官的生理惰性

内脏器官特别是呼吸和心血管系统的机能活动水平，不是像运动器官那样主观上想快就快、想提高就提高的，只有通过准备活动的刺激而逐步提高机能活动水平的。一旦内脏的机能活动被激活，就可以满足肌肉及整个身体剧烈运动的氧气、血液等能量物质的充足供应，从而达到运动和创造成绩的目的。

（三）预防老年人运动伤病的出现

身体运动前，老年人的各关节、关节囊、韧带、肌肉、肌腱和其他有关的器官处于僵硬状态。若进行准备活动，可使关节囊、韧带和肌肉等松弛，关节囊滑膜层分泌滑液增多，肌肉的弹性和伸展性增加，温度升高，关节灵活、运动幅度加大，柔韧性好，僵硬状态消除。从而减少或避免肌肉、关节韧带拉伤、扭伤以及其他相关器官的伤病。

（四）有利于消除"极点"和提高运动成绩

准备活动是摆脱赛前紧张和消除"极点"的很好手段。否则在运动中人体极点症状严重，身体不适应，运动成绩下降或者锻炼效果差。

准备活动持续时间的长短、强度大小、方法的选择等，必须考虑年龄、性别、训练水平、锻炼层次与内容、比赛项目与规模、季节、地域环境条件和个人的身体特点等。如年龄小、体质弱者，在温暖季节不能做太久的准备活动，以免引起过早疲劳。

第四节　解剖学基础

一、人体肌肉和肌肉收缩

（一）肌肉组织的分类

肌肉组织一般分为三类：骨骼肌（434块）、平滑肌（血管壁、气管内、消化道内等）和心肌；人体肌肉大约分布着600多块肌肉；男子肌肉占身体体积的42%～47%，女子占30%～35%。分析人体运动时，常常提到的肌肉约75对。

骨骼肌保持身体的运动和平衡，它超越肌腱与骨骼相连，它收缩、拉紧、接近或远离绕过关节相连的骨骼部分。用意志可调节这种肌肉的工作方式。它能使肌肉快速收缩，也能使其松弛无力，紧张活动后出现疲劳现象。我们通常说的肌肉就是指骨骼肌。

平滑肌在我们体内进行缓慢而单调的动作过程，如在血管壁、胃、肠管壁、尿道和支气管内，他缓慢有序的工作，几乎没有疲劳，也不能用意志调节。心肌有类似平滑肌的功能。

（二）肌肉收缩

肌肉收缩和肌丝滑行学说：关于肌肉收缩问题，自20世纪50年代豪柯斯利（Huxley，1954）提出肌丝滑行学说之后，人们才有了较为明确的了解，肌肉是由许多肌纤维构成，肌纤维又由许许多多肌原纤维组成，肌节中包括能收缩的蛋白，这种蛋白又叫肌丝。肌丝分为两种，一种是粗肌丝，又叫肌球蛋白（具有ATP酶的活性，能使ATP分解能量供肌肉收缩时使用，占肌原纤维的54%）；一种是细肌丝，叫肌动蛋白（占肌原纤维20%～25%）。肌肉收缩时，细肌丝向粗肌丝滑进，并深入粗肌丝，由于肌丝互相接近，而使肌节缩短，许多串联的肌节缩短，就可使肌纤维缩短。

粗细肌丝之间滑行是一个极为复杂的过程，简单说来，当神经冲动（命令）到达肌肉时，使肌质网释放钙离子，钙离子使粗肌丝上的三磷腺苷供能情况下扭转（约旋转45°）产生拉力，使细肌丝向粗肌丝方向滑进。

粗、细肌丝横桥的扭转是产生肌肉力量的"发源地"。因此，滑行学说创立人赫克斯利把横桥称为"张力发生器"。这种张力发生器就像内燃机的"汽缸"，汽缸越大越多，马力也越大，同样，横桥越多，力量也会越大。

一个横桥的扭转所产生的力量是很小的，其弹性牵张大约只有10纳米。最少要有100亿个串联的横桥才能产生1克的力量。

由此可知，一个举重运动员要举起100～200千克的重量，需要横桥的数量是十分惊人的。每个横桥的活动都有其固定的周期，大约在横桥形成1/100或1/10秒之后，就要脱开。不断地形成（连接）、扭转（牵拉）、脱开，其后又是一个新的周期。一次收缩不是形成一个横桥，而是许多。当第一个横桥形成、扭转、脱开之后，接着就与下一个细肌丝的适当部位形成第二个横桥，当其脱开之后又形成第三个横桥，这样就可以形成多个横桥。其情况类似拔河中的拉绳。虽然横桥与每秒钟5～10次的频率有节奏地形成、扭转与脱开，每一瞬间都有几乎同样多的横桥处在这种状态，因此肌肉收缩是一个连贯的过程。

（三）肌肉（骨骼肌）纤维种类

骨骼肌主要可分为两类肌肉纤维。

第1类：慢肌纤维长时间运动、慢收缩，有氧能力高，简称"红肌"；

第2类：快肌纤维速度快的运动，易疲倦，无氧能量强，简称"白肌"。

每块肌肉都是由不同纤维类型即由慢肌纤维和快肌纤维组合而成。慢肌纤维呈红色，又称红肌纤维，紧张时它投入最大力量的20%～25%，具有很好的力量耐力，速度慢，力量小。

快肌纤维呈白色，所以又称白肌纤维，以发挥力量大、收缩速度快著称，比慢肌纤维收缩速度快1倍以上，力量大10倍，快肌纤维因能量储备的方法不同可分为快肌A型和快肌B两种，还有一种亚型，因为十分罕见，这里不作介绍。

二、人体骨骼和关节

（一）骨

人体全身的骨架由206块不同的骨组成。共有四种类型：

长骨：如胳膊、腿上的骨头。

短骨：如手、脚上的骨头，有些形状不规则。

扁骨：如头颅骨。

不规则骨。它们保护着内脏并为肌肉活动提供杠杆结构，也是全身最大的造血器官和钙库。

（二）关节骨各端的联结为关节

1.关节种类

（1）不动关节：关节活动受到限制，如头颅骨之间的联结。

（2）半活动关节：关节可小幅度地活动。如脊柱骨之间的联结。

（3）可动关节：允许关节大幅度地活动，如膝关节、肩关节和肘关节等。

可动关节对身体活动最重要，它们都由韧带和肌腱加固。因这些关节经常活动，从结构上有润滑的关节面和润滑剂，组成了每一个可动关节的骨的两端覆盖着的关节透明软骨，它能缓冲震动的影响而降低骨面受磨损的机会。滑液是由关节软骨分泌在关节上或关节腔内的润滑剂。位于关节内外的润滑液有助于减轻肌腱、韧带及肌肉在运动时的摩擦。

根据活动范围，关节又可分为五类：①球型联结：允许关节在各个方向上运动。如上臂的头端与肩膀的联结，使肩关节做环绕运动。②铰链联结：允许关节在一个平面内运动。如肘关节。③鞍状联结：允许关节在各方向上运动。如第一掌指关节的联结。④枢纽联结：允许围绕骨的多轴旋转，如掌尺联结。⑤滑动联结：仅允许关节滑动或转动。如腕骨之间或踝骨之间的联结。

2. 关节的运动

每个关节运动的可能性依赖于该关节的类型。

（1）屈/伸：屈是指关节角度减小的运动；伸是指关节角度增大的运动。

（2）外展/内收：外展描述的是远离身体正中线的运动；内收是回复正常解剖位置的运动。

（3）旋转：旋转是围绕骨的长轴进行的运动，靠近身体中心的运动为内旋；远离身体中心的运动称为外旋。当前臂与上臂成90°时，手位于身体前边，手腕及前臂向身体中心靠近的运动称为内旋。

（4）旋前/旋后：在前臂平举与上臂成90°时，手在身体前边，大拇指朝上，旋前描述的是前臂朝着使手掌朝下的方向运动，反之则为旋后。

（5）背屈/跖屈：这两个术语用来描述脚从正常解剖位向上屈（背屈）或向脚底部靠近（跖屈）的运动。

第五节　营养学基础

营养素包含水、蛋白质、脂肪、矿物质等。其中只有脂肪、碳水化合物（糖）、蛋白质为能源物质，能为机体提供能量。

一、糖代谢（单糖、双糖、多糖三类）

（一）糖对人体的作用

糖是人体组织细胞的重要组成部分，是人体所需能量的重要来源，人体每天所需能量的70%以上是由食物中的糖来供应的，且糖在氧化时所需要的氧较脂肪和蛋白质少，因此成为肌肉和大脑组织细胞活动主要能源，是人体最经济的供能物质，也是运动时最主要、最经济和最快速的能源物质。糖在体内除了供应能量外，多余的糖还会转变为蛋白质和脂肪（吃多了会变胖），一般来说脑组织耗能较多（未定论），在通常的情况下，脑组织所消耗的能量均来自糖的有氧氧化，所以脑组织对缺氧非常敏感（举例：缺糖会低血糖，缺氧会晕倒，一氧化碳中毒就是例子）；脑组织中糖原储量很少，进行代谢所需要的糖主要靠血液中的血糖补充。所以，血糖对于脑细胞的功能有决定作用。

具体来讲，糖对人体的作用是：①提供运动所需要的热能，短时间大强度的身体能量消耗，主要依靠糖来供给；小强度的运动的能量靠糖氧化提供，在糖供给量不够的情况下，才会由脂肪和蛋白质（说明短时间的运动不会减肥）。②糖营养脑组织，供给神经系统所需要的能量，大脑中缺少储存的营养物质，主要是靠糖的氧化获得热能。血糖浓度降低时首先影响到神经系统，产生疲劳或头晕等现象。③构成体质，所有神经组织以及细胞核中都含有糖。

（二）糖在体内的代谢过程

在人体内，糖的存在形式主要是葡萄糖和糖原，糖是多羟醛和其衍生物的化合物。糖是靠葡萄糖来运输的，在人体的代谢中起主要的作用。

糖酵解途径是指细胞在胞质中分解葡萄糖生成丙酮酸的过程，此过程中伴有少量ATP的生成。在有氧和无氧条件下，丙酮酸分别被氧化和还原。氧化分解生成乙酰进入三羧酸循环，生成二氧化碳和水，就是有氧氧化。

磷酸戊糖途径是葡萄糖的另一种代谢过程，通过此代谢过程可生成辅酶 II 和核糖。

某些氨基酸、甘油、乳酸及丙酮酸可逆行糖氧化并绕过某些不可逆反应而生成葡萄糖。肌肉中由于缺少糖异生的关键酶——葡萄糖磷酸酶，必须将乳酸运到肝脏才能完成糖原的异生过程。

（三）血糖的变化、低血糖防治

正常人血糖浓度是3.9～5.9mmol/L，经常锻炼的人与正常人没有区别。老年人血糖标准：①具有典型症状，空腹血糖≥7.0mmol/l或餐后血糖

≥11.1 mmol/l。②没有典型症状，仅空腹血糖≥7.0mmol/l或餐后血糖≥11.1 mmol/l应再重复一次，仍达以上值者，可以确诊为糖尿病。③没有典型症状，仅空腹血糖≥7.0mmol/l或餐后血糖≥11.1mmol/l糖耐量实验2小时血糖≥11.1mmol/l者可以确诊为糖尿病。但是长时间的锻炼后血糖浓度会降低，老年人会出现运动能力下降甚至低血糖。体内糖原储备不足者，在长时间剧烈运动后期可以出现体内糖原枯竭的情况。参加健身的老年人在长时间的活动前不进食、运动时间过长、长期营养不良、进食不规律等原因下，会出现低血糖的现象。血糖低于3.3～3.9mmol/L时称为低血糖。

低血糖的症状：饥饿、无力感觉（甚至发软）；行为突然改变，如行为古怪、容易激动或不适当的发怒、不恰当的哭或笑；注意力不集中、身体发抖、腿软、脸色苍白、多汗、脉搏快但微弱，定向能力丧失甚至昏迷。

预防：在饮食方面多加注意，如发现可疑症状及时处理，休息并补糖，单糖果汁和含糖饮料，或口服葡萄糖晶体、红白糖等；昏迷者需要急救并液体补充糖。

（四）老年人运动补糖的方法

体内的糖储备有肌糖原、肝糖原、血糖三类。一般观点补糖主要用于长时间耐力项目或训练，近期有报道高强度持续3～6分钟的间歇性运动（如球类）或高强度的冲刺类运动也有作用。

老年人在运动前补糖：2小时或2小时前补糖，避免30～90分钟时间补糖，15分钟前补糖。

两小时的时间糖已经转变为肌糖原，15分钟糖转变为血糖。

运动中：少量多次饮用含糖饮料。

运动后补糖时间越早越好。

二、脂肪代谢

脂肪是构成人体组织细胞的必需营养物质，对维持人体热量和身体健康有不可忽视的作用。通常所说的脂肪是指甘油三酯、胆固醇和磷脂。食物中的脂肪包括动物脂肪和植物油，它们不易溶于水，但溶于有机物，所以在胃中停留时间较长，有抗饥饿作用。

（一）脂肪的营养功能

提供能量，维持体温恒定。脂肪的产热量很高，经人体消化和吸收之后，可以直接产生热量，也可以储存在人体皮下脂肪层，保持人体体温恒定。

供给机体必需的不饱和脂肪酸。必需的不饱和脂肪酸是人体内不能合成的，而人体生命活动中不可缺少的不饱和脂肪酸，如亚油酸、亚麻油酸、花生四炳酸等，它们大多数对线粒体及细胞结构有重要作用。同时，它们也有促进发育、生育及保护皮肤和降低胆固醇的作用。作为脂肪垫包围在人体器官周围，保护人体器官和神经免受外伤，是构成人体组织细胞的重要成分。促进脂溶性维生素的吸收和利用。脂溶性维生素，如维生素A、D、E、K等，这些维生素只溶于脂肪才能被吸收和利用，所以脂肪是良好溶剂。

（二）脂肪的需要量

脂肪的摄入量受季节、气候、饮食习惯、健康状况和运动量的影响而变化。一般膳食中的脂肪量应为总热量的25%～30%。对于热量消耗大、机体散热多和长时间运动的项目要适量增加脂肪的需要量，在膳食中一般应以摄入植物性脂肪为主。

（三）运动与脂肪

脂肪是从事耐力运动的主要能源。脂肪在人体内储存量很大，一般一个经过高强度训练的人，即使体脂很低，其脂肪储存量仍然超过运动所需要的能源。运动可以改变脂肪代谢，加快代谢，降低血脂，减轻体重。运动同样可以使人健康，减少人体内的胆固醇，加速排泄。预防动脉硬化的发生。脂肪作为热量物质，其燃烧释放能量需氧量高，利用慢。而且，脂肪在代谢过程中会产生大量的酮体，当酮体生成量大于利用量，酮体在体内堆积，就会引起酸中毒，进而引起机体疲劳。所以，摄入脂肪含量较高的膳食，会降低运动的耐力。此外，摄入脂肪过多会引起肥胖、增加体重，影响呼吸系统和循环系统的功能。

脂肪大部分储存在皮下结缔组织、内脏器官周围，一般脂肪占体重的10%～20%，肥胖的稍多。脂肪除了有食物获得外，还可以在体内有糖和蛋白质转变而成，脂肪作为含能量最多物质（但消耗的氧较多，糖是最经济的营养物质，脂肪是发热量最高的营养物质）起到保护器官、减少摩擦和防止体温散失等作用。

（四）脂肪营养在老年人体适能训练中的生理意义

脂肪重量轻，发热量高，对丁热能消耗较多的项目膳食有缩小食物体积、减轻食物重量的作用；脂肪提供长时间低强度的运动的热能；体适能训练或比赛前不主张摄取高脂肪食物，是因为脂的消化吸收慢，影响胃的排空，脂肪在体内氧化耗氧量高，运动时利用慢，代谢产物还会增加肝脏和肾脏的负担。

（五）脂肪的来源

动物油，猪油、牛油、羊油、骨髓等植物中芝麻、棉籽、菜籽含有大量脂肪，加工成植物油食用。

三、蛋白质代谢

蛋白质是一切细胞的主要成分（肌肉组织的主要成分），维持体内组织的生长、更新、修复，构成渗透压和酸碱平衡，形成抗体，影响高级神经活动，并供给热能。由各种不同的氨基酸组成不同种类和营养价值各异的蛋白质。目前已经知道的蛋白质有30多种，包括必需氨基酸（8种）、半必需氨基酸（3种）。在体内合成速度达不到代谢的要求甚至不能合成的，被称为必需氨基酸，必须由膳食中摄取的一类氨基酸，包括赖氨酸、苯丙氨酸、亮氨酸、异亮氨酸、苏氨酸、蛋氨酸、氨酸、色氨酸8种。

蛋白质营养在体适能训练中的意义：氨基酸氧化提供运动的部分能量，蛋白质的代谢过程中不像糖和脂肪那样能在体内储存，所以正常人每日摄取蛋白质的量与他每天所消耗的量几乎是相等的。

蛋白质的需要量与下列因素有关：①训练状态。健身学员在大运动量的初期，由于细胞损伤的增加，蛋白质需要量有所增加。②训练的类型、强度、频率。剧烈运动加快蛋白质的代谢，增加蛋白质需要量。

热能短缺和糖原储备不足将增加蛋白质的需要量，即热能摄取不足时，蛋白质的需要量可增加10%。

需要控制体重的运动员或者需要减肥的运动员，可以选择粗纤维和蛋白质来补充所需要的营养（减肥饮食方案可以考虑）。

素食者应当考虑膳食中有充足的优质蛋白质。

蛋白质营养是青少年生长发育所必需的。每千克体重蛋白质需要量2~3克。

运动员在训练中出汗较多时，特别是高温季节，汗氮的丢失较多，使蛋白质需要量增加。

蛋白质的来源：肉类（猪13.8~18.5/100克，牛15.8~21.7/100克，羊14.3~18.7/100克等瘦肉）鸡蛋13.4/100克、鲤鱼181/100克、鸡肉21.5/100克。

四、运动与水

水分是维持生命的必需物质。运动员体内水分充足才能维持正常的细胞功能和体温，获得最大的体力能力。人体缺水或身体过热（体温增高）可成为疲劳的一个重要因素，不仅对运动能力有影响，对健康也有威胁。

液体在体内叫作体液，人体体液占体重的57%～60%，包括细胞内液和细胞外液，前者为体重的40%，后者为20%。体液的生理功能：①构成细胞质；②维持电解质的平衡；③进行化学反应；④氧气、二氧化碳及各种化学物质的溶剂；⑤多种物质的运载体如运来养料运走废物；⑥在运动中肌肉收缩产生的热量由出汗来调节体温；⑦润滑作用，关节液等；⑧内耳的听波传导；⑨维持眼房水的视觉功能；⑩唾液促进吞咽等。

运动员水代谢的特点：出汗率高；出汗量大；能否掌握水分的合理供应，可以成为训练效果的关键。

（一）水的生理功能

（1）水是细胞和体液的主要构成部分。水参与了人体内各种化学反应，任何代谢过程必须有水的参与。水有利于物质代谢的顺利进行，可以溶解很多营养物质，是良好的溶剂。

（2）调节体温功能。水是体内体温调节的必须物质。因为水的比热高，能吸收较多的热量；蒸发快，使代谢产生的热量可以通过汗液蒸发，从而保持体温恒定。

（3）润滑剂功能。水的黏度小，在体内对关节、肌肉、体腔、呼吸道等部位能起到良好的润滑作用。

（二）体内的水平衡

正常情况下，人体随着体重、年龄、气候、运动和运动强度、膳食、代谢状况的变化而需水量也有所不同。正常成人每天需水约2.4～4.0L。人体每千克需水量随着年龄的增长相对减少，到成年趋于稳定。老人养生的话至少每天要喝4次水。早晨起床后是补充水分的最佳时间，因为睡了一晚，体内水分大部分已被消耗，此时喝水，既可降低血液的黏稠度，又能润滑肠道，有利于排便。上午10点左右，可以再喝1次水，以补充上午活动消耗或排便流失的水分，但最好不要在午饭前大量饮水，否则会影响食欲。下午4点左右，人活动了大半天，体内水分被正午所产生的热能带走，这时喝水，可以补充下午活动消耗的水分。晚上8点左右，是就寝前饮水的最佳时间，此时晚餐中的食物水分已消耗了大半，喝水可以冲淡血液，有利于促进夜间血液循环，避免夜间缺水。每日饮水量应保证在2000～3000mL，只有这样才能保持人体水分的平衡。但喝水又忌暴饮，特别是一些心脏功能不好的人，一次饮水量不能过大，应适量多次饮用，每次最好不超过500mL。所以，在上面提到的时间点喝水，通常以一杯200～300mL为宜；其他时间内，可不定时插空补水，最终使总量达到2000mL。

（1）体内水的来源。人体每天需水量为2.5L。一般人体内的水来源有三种：饮水，约1.2L；食物水，约1.0L；体内代谢水和氧化水，约0.3L。

（2）体内水的排出。人体排出水的主要途径有四种：①呼吸蒸发：经呼吸道蒸发的水约为350mL。②皮肤蒸发：成人每天经皮肤蒸发的水约为500mL。③消化道排出：约为150mL。⑧尿液排出：是体内水的主要排泄途径，每天约排出水1500mL。

（三）老年人运动与补水

一般老年人出现口渴时就已经有3%的水丢失，即机体处于轻度脱水状态。所以不能以口渴作为是否脱水的指标。为避免脱水引起运动能力的下降，应提前按少量多次的原则进行补水。这样可以减轻大量补水引起胃肠道和心血管系统的负担。为保持运动能力和最大恢复体力，一般补水总量大于失水总量。

1. 运动前补水

根据项目、天气和个体的情况，运动前补水是很必要的，可以防止运动过程中脱水的发生。一般认为运动前2小时饮用400～600毫升的含电解质和糖的饮料，或运动前补水400～700毫升。补水时要少量多次饮入，每次100～200毫升，分几次饮入。如果在短时间内大量饮水会造成恶心和排尿，对比赛和训练不利。

2. 运动中补水

运动中补水应根据出汗量来定，一般情况下，补水总量不超过800毫升/小时。总补水量不超过总失水量的50%～70%。如果运动时间不超过60分钟，补充纯水即可。超过则应补充含电解质和糖的运动饮料。

3. 运动后补水

很多运动员由于运动中补水不足，因此运动后补水就很重要，但不能暴饮。一般补充含糖的饮料或水，以促进血容量的恢复。运动后不能大量饮水，这样会增加出汗和排尿量，使人体的电解质加速丢失，增加肾脏和肝脏的负担，使胃扩张，影响呼吸。

（四）老年人脱水的表现及其对运动能力的影响

大量的出汗后如不能及时补充水会造成脱水，轻度脱水（脱水量为体重的2%）时人会感到口渴，尿量减少；脱水量为体重的4%时会出现口渴、心率加快、血压下降等反应，重度脱水时6%～10%，细胞内水分损失增加，会出现呼吸加快、恶心、食欲丧失、肌肉抽搐，产生幻觉甚至昏迷，对健康有严重的威胁。还可以导致肾脏损坏，引起肾缺血、少尿、无尿形成泌尿结石等问题。评定体内有无脱水的简易办法是观察尿液的颜色和量，尿液颜色很深、尿量少，常表明体内有缺水情况，体内水分良好时，尿色浅黄，尿量多，无特殊恶臭。所以要注意运动前、运动中、运动后要注意补充液体。

五、维生素的摄取与运动

维生素是身体所需的一类有机化合物，用来维持身体的健康和生理功能。它不能为人体提供能量，但不能缺乏。缺乏某一种维生素都会引起生理功能的障碍。这种物质只能在食物中摄取，不能在体内合成。目前已发现的维生素有20多种，营养学家根据维生素的溶解特性。

（一）维生素C

维生素C又叫抗坏血酸，溶于水，呈酸性，还原性强，易氧化，在遇碱和热的情况下就被破坏，也会和铁等金属离子发生反应失效。

（1）维生素的生理功能，①维生素C参与蛋白质、脂肪和糖的氧化，是体内氢的传递体，具有抗氧化作用；②维生素C可以预防坏血病；③促进铁的吸收，维生素C作为铁与铁蛋白之间相互作用的电子供体，可以保持铁离子处于二价状态而增加铁的吸收；④可以预防动脉硬化。维生素C促使血清胆固醇浓度下降，防止胆固醇在动脉壁上沉淀，增强血管的韧性，预防心血管疾病的发生；⑤促进创伤的愈合，提高机体应激能力，提高免疫力。

（2）维生素C缺乏的表现症状。维生素C缺乏的最早症状是轻度疲劳。典型的维生素C缺乏会引起坏血病，临床表现为疲惫无力，牙床溃烂出血，牙齿松动，骨骼脆化坏死，皮下出血，尤其是活动后呼吸困难。

（二）维生素B1（硫胺素）

人体所需的维生素B1一般来源于谷类、杂粮、肉类和动物内脏。经常食用精白的米和面以及以碳水化合物为主食，而又缺乏其他杂粮及副食补充的人群非常容易患维生素B1缺乏症。典型症状为脚气病，但最初症状为疲乏、肌肉酸痛、头痛、失眠、食欲不佳、心肌收缩无力、心动过速等。老年人缺乏维生素B1时，可发生营养性糖尿病多发性神经炎，脚气病等。但长期大量盲目服用，可引起头痛、疲倦、烦躁、眼花、食欲减退、腹泻、浮肿、心律失常等不良反应。静脉注射过快可导致血压下降或过敏反应（荨麻疹、支气管哮喘等）。

（三）维生素B2（核黄素）

维生素B2主要存在于动物性食物中，尤其在动物内脏中含量较高。植物性食物中主要是绿叶蔬菜和豆类含量较高。因此以植物性膳食为主的人群易发维生素B2缺乏症。一般表现为口角炎、角膜炎、舌炎、唇炎、脂溢性皮炎、阴囊炎及视力下降等。有医学证明，缺乏维生素B2还有可能诱发食管癌。也有医学证明，维生素B2有预防偏头痛及某些有关乳酸中毒症和呼吸链遗传缺陷，所以运动员保持体内适量的维生素B2可在一定程度上保持神经系统的兴奋性，不易疲劳。

（四）维生素A

维生素A又叫视黄醇，在植物中叫作胡萝卜素，进入人体可转换为维生素A。对酸、碱、热较稳定，但易被氧化。

维生素A可以起到维护上皮组织细胞完整性的作用，对维护上皮组织的健康起着重要作用。维生素A是构成视觉细胞内感光物质的重要成分，对人们的视力保护有着重要意义。

老年人摄入维生素A不足的坏处：皮肤干燥、有呼吸道感染迹象，或眼睛干燥、畏光、多泪、视物模糊等症状。这些食物维生素A含量丰富：动物肝脏、鱼肝油、奶制品、蛋、鱼子、胡萝卜、菠菜。

（五）维生素D

维生素D是类固醇的衍生物，在阳光下可以在人体内合成，是人类所必需的营养素，是调节人体内钙质稳定的重要因子。

（1）维生素D的生理功能。维生素D是促进机体骨骼组织矿质化的重要物质，促进人体组织对钙和磷的吸收，保持血液中的钙、磷浓度。

（2）老年人维生素D过量及缺乏的表现症状。维生素D缺乏所引起的主要是骨骼疾病，老年人为软骨病及骨质疏松症。有时会出现肌肉抽搐现象。维生素D过量的情况主要发生在过量补充维生素制剂的个体。维生素D过量会出现高钙血症、食欲减退、恶心、口渴、多尿、关节痛等。

（六）维生素E

维生素E又称为生育粉，对人体有多方面的影响，可以延缓人体衰老，是人体组织细胞中的重要抗氧化剂。有医学证明维生素E对心血管疾病及其癌症有预防作用。也有研究人员把它应用于竞技体育中，帮助人体运动后氧债的消除及功能恢复。

维生素E具有抗氧化作用，可防止脑细胞膜成分中的磷脂的氧化，预防脑部产生的退化性病变。磷脂有相当容易氧化的性质，它会因为葡萄糖在代谢时所放出的活性氧而受到氧化，也就是说通过在活性氧中保护磷脂的维生素E，可使血管壁或脑细胞膜中的磷脂保持正常状态。所以，老年人吃维生素E有预防老年性痴呆症的功效。

维生素E可防治脑中风。脑中风是老年人的健康杀手，又称急性脑血管病。中风是老年人的多发病、常见病，严危害着人类的健康。经治疗得以生存者常遗留不同程度的残疾，表现为失语、瘫痪、吞咽困难、平衡失调等功能性障碍。要预防中风，首先必须预防动脉硬化，接着需改善高血压的状况以及避免身心压力。

六、矿物质与运动

人体是由60多种元素组成的，除碳、氢、氧和氮以外，其余的物质统称为矿物质。矿物质是维持生命、促进生长的极为重要的无机物。各种矿物质在人体内都有自己的功能，它们之间相互关系是相当复杂的。目前人们了解较多的矿物质一般都是因其缺乏能引起具体症状的矿物质。总的来说，矿物质功能有保持人体酸碱平衡、生理反应的催化剂、人体必需的化合物成分、传导神经脉冲、调节肌肉收缩、促进肌肉组织生长六项。

维生素和矿物质全家老少皆适宜，特别是其中的抗氧化营养素，对维持60岁以上人群的健康、预防疾病的发生有重要意义。但由于生理特点及社会环境因素，这个年龄段容易产生维生素和矿物质的缺乏。导致这种"供求"矛盾 的具体原因是：①需求量不变而摄入量下降。老年人体内脂肪比例增高，脂肪慢慢代替了原来对能量需求高的肌肉组织。由于这种变化，人体的新陈代谢下降，再加上活动量下降，使这个年龄段对能量的需求降低，但对维生素和矿物质的需求保持不变。如果按原来的量进食食物，会导致能量过剩而肥胖。如果为了控制体重而节食，又减少了维生素和矿物质的摄入。②蔬菜、水果摄入量下降。蔬菜水果富含维生素和矿物质，是维生素C、维生素B、β-胡萝卜素、钙、铁等重要来源，特别是维生素C和β-胡萝卜素，几乎仅存在于蔬菜水果中，动物性食物中的含量微乎其微。调查显示，我国老年人的蔬菜水果摄入普遍不足，原因是老年人多独居，由于年老体弱，采购食物很不方便，米、肉、鱼、蛋类食物一次采购可吃上好几天，而蔬菜水果需常常购买，清洗也比较费事。③味觉和嗅觉的日渐减弱将影响食欲以及对食物的兴趣，成为膳食情况不理想的原因之一。④令人厌烦的假牙有时也可引起相似的问题，干扰人体的基本感觉。⑤抑郁等心理问题也导致摄食减少。⑥钙的流失加快。随着年龄的增长，应该加大钙量的补充，以满足身体对钙的需求。不常喝牛奶和乳制品的人，尤其得注意钙的补充。同样的，如果未摄入足够的维生素D强化食品如牛奶，或经常待在室内，那么必须补充维生素D。需要注意的是，服用维生素D补充剂必须在医师的指导下进行。⑦维生素B12的吸收减弱。机体对天然来源的维生素B12的吸收能力亦随年龄的增长而日益下降，因此，年龄较大者应从强化维生素B12 的食物，如早餐中的谷类食品或补充剂中获取该维生素。⑧治疗药物的影响。人到老年后，机体免疫力下降，各种器官开始老化，各种慢性、退行性疾病逐渐缠身，某些疾病的治疗药物干扰维生素或矿物质吸收或利用，因此需要额外补充营养素和矿物质。在对加拿大96例老年人的双盲安慰剂对照调查中发现，服用小剂量维生素矿物质补充剂提高了免疫功能指标，因感染所致疾病也相应减少。

第六节　老年人科学的饮食习惯

一、健身运动与合理营养

老年人体适能训练多种多样，动作构造变化繁多。依动作形式看，体适能训练项目有走、跑、跳三种基本运动形式，以及在此基础上加上器械的改变，衍生出较多的项目。但是不管什么项目是按照有氧运动、无氧运动、有氧—无氧交替供能方式来进行的，这是我们研究体适能训练的营养供给的基本出发点，然后还要考虑到学员的年龄、运动负荷、性别等加以分析。在以中青年女性为主的、以提高身体健康水平、塑造优美体形为目的锻炼人群中，运动负荷应大小合理配置，但以中等为主，强度要相对较小，但时间可持续长一点（量较大）。整个运动过程中，有氧运动为能量供应主要来源。一定时间、不同类型的运动，其动作构造和负荷不尽相同，因此对营养的要求也不一样：力量型运动项目主要依赖白肌的工作能力，那就多吃高蛋白食物；另外，力量型运动项目对肌肉以及神经的兴奋要求很高，所以为了保证肌肉以及神经的兴奋，饮食中就必须含有充分的维生素及微量元素。

（一）营养与合理营养

在日常生活中，"营养"一词常会用到，意思有三，一是指食物中的营养成分，二是指饮食营养的过程，三是评价人的健康状况。受传统营养观念的影响，所谓"营养"即是大鱼大肉这种高脂高蛋白食物，提到补充营养便是有鸡有鱼的丰盛大餐。固然，这与我们原来生产力发展水平低下的客观现实不无关系。随着生活水平的提高，及诸如高血压、糖尿病等现代文明疾病的出现，人们开始重视营养问题。营养更作为一门学科渐渐发展并完善起来。营养学中关于"营养"的定义：机体摄取、消化、吸收和利用食物中的养料来维持生命活动的整个过程。简言之，营养就是经过饮食及其他方式从外界摄入机体所需的各种各样的营养素。合理营养，是人们对饮食进行合理的安排，以从每日的饮食中获取机体需要的各种营养素，这些营养素既要在数量上要满足人体的需要，又要在比例上保持合理性。

（二）老年人体适能训练的能量代谢特点

老年人在运动时，物质变化和能量转化紧密相关。人体一切活动的直接能源是ATP。运动项目不同，强度和持续时间等也不同，三种供能系统的占比也不同。一般来说，老年人体适能训练是小强度而长时间的运动，运动中主要靠有氧系统供能，属于有氧代谢，其主要是由糖、蛋白质、脂肪分解供能。

（三）老年人体适能训练锻炼的营养补充

老年人体适能训练的主要代谢形式是有氧代谢，其特点是能量消耗在单位时间内并不大，但完成总运动量机体总能耗较大，机体需要大量的脂肪和水。脂肪的消耗再由糖的转化来补充，因此，老年人锻炼前后要尽量平衡摄入的热量和消耗的热量。因机体长时间有氧训练及一定的负荷量，加之音乐伴奏下练习会使大脑皮层保持高度兴奋状态，能量消耗较大。一般来说，老年人健身者的能量供给比为碳水化合物45%～65%、脂肪20%～35%、蛋白质10%～35%，锻炼时间通常在60～120min，会大量消耗体内糖原，出汗量大，水分及电解质丢失。所以，要补充充足的无机盐、高糖膳食、蛋白质等来消除疲劳、恢复体能。总之，合理充足的营养是运动的基本保证。

1. 糖的补充

老年人锻炼过程中，补充糖的浓度应在6%左右，为利于肌糖原的恢复，运动后应补充葡萄糖，而补充果糖则利于肝糖原的恢复，所以饮食最好为高糖膳食，含糖量应在45%～65%。食物中的糖以淀粉类多糖食物为主，如坚果类、干鲜水果、全谷类及谷制品、豆类（扁豆、菜豆、豌豆）。

2. 蛋白质的补充

蛋白质是人体三种必需的主要营养素之一。它是构成细胞、肌肉、骨及软骨、血液的主要成分，是保障生命体活动的重要成分。体内蛋白质多存在于肌肉中，可激发肌肉蛋白的合成，增加体重。合理的蛋白质组和加上适当的体能训练可以改善身体营养成分，但需注意的是，过度的蛋白质补充会对身体造成潜在危险。运动初期，人体首先以糖氧化分解为主要供能形式，当肌糖原耗竭时才以蛋白质充分供应，加入蛋白质供应不能满足需要，会降低血红蛋白，引发贫血，导致身体机能下降。蛋白质对降低疲劳程度、提高神经系统的兴奋性、增强条件反射活动及强化身体抵抗能力都有积极作用。动物性蛋白质具有较高的营养价值，且含有人体必需的、容易吸收的多种氨基酸，故应多吃蛋类和奶类；大豆是植物性蛋白质中最好的。老年人饮食应注意多种食物混合食用，因为蛋白质的互补作用可以提高其生理价值。

3. 脂肪的补充

脂肪是人体维持中低强度运动较长时间的主要能源物质。有氧运动会促进脂肪分解，造成机体热能负平衡，刺激中枢神经令体内脂肪消耗，加速脂肪酸分解，运动时肌肉会增加游离脂肪酸的利用。合理的饮食，脂肪的摄取量应占总能量的20%~35%，如果在老年人体适能训练锻炼时为了减肥、美体禁食脂肪类食物，在运动60分钟左右时机体会出现头晕、无力等症状。

运动后要保证不饱和脂肪酸的摄入量，多食用不饱和脂肪酸含量高的植物油，如菜籽油、花生油、芝麻油等，脂肪的P、S（不饱和脂肪酸/饱和脂肪酸）应大于1。

4. 维生素的补充

维生素是保证人体正常机能必需的营养素，能调节体内代谢物质，对于促进蛋白质合成及抗氧化还原反应、提高肌肉力量、加强能量代谢有重要作用。老年人健身属有氧代谢运动，对维生素B1、C、E的需求量较大。老年人进行长时间的中等强度运动时，所需维生素B大概为12mg左右，维生素C为30mg。B1在糖代谢中发挥重要作用：促进糖原生成，保护神经系统，有效缓解机体疲劳。在谷物杂粮中，诸如小米、黄豆、黑豆、核桃、花生，含有丰富的维生素B1。维生素E可降低组织细胞耗氧量、增强肌肉力量与有氧耐力、加强机体力量与耐受力、扩张血管、改善循环、提高心功能。另外，维生素E可保护面部皮肤，降低水中氯元素对面部的损害。维生素E主要来源于绿叶蔬菜、动物性食物以及玉米油等。维生素C主要存在于新鲜蔬菜与水果，如芥菜、油菜、橄榄菜中。

5. 水和电解质的补充

老年人在体适能锻炼出汗量较大，运动前、中、后期适量补液有助于维持体内内环境的稳定，并保障体液平衡、体温调节正常以及电解质正常代谢。通常来说，运动前最好饮用500ml左右液体，运动中则应少量多次，一次锻炼补水2~3次，运动后切忌一次性暴饮，不利于身体。与运动能力密切相关的无机盐有：钾、钙、铁、镁、硒等。运动中出汗，水分流失的同时盐分也流失，失盐会引起四肢无力、中枢神经机能降低等。运动后应及时补充电解质，每升液体中要保证0.5~0.79的钠；硒可以清除自由基，有效抗氧化，保证红细胞膜的完整性；铁是血红蛋白、肌红蛋白和血红素的组成成分，可避免缺铁性贫血的发生，健身锻炼者，尤其是女性老年人，要多多补充硒和铁。

二、科学饮食与疾病

随着科学的发展，人们已逐渐掌握生老病死的规律，并已懂得科学健康的饮食是人类健康长寿的根本保证。如果饮食不科学合理，则会体力下降、抵抗疾病能力降低、精力减弱，进而导致营养不良、体质下降而影响工作学习。科学合理的膳食应当注意以下几点：饮食量、饮食习惯、饮食成分及饮食卫生等。

"一日三餐"是人类自古就有的饮食习惯，然而依目前的调查看，不吃早餐的现象逐渐递增，尤其是年轻人，不重视早餐，他们宁愿把吃早点的时间用来睡觉，起床后就匆忙赶去上班、上课，造成上班、上课时血糖浓度下降，疲劳感快速出现，降低了工作、学习效率，身体也遭到损害。不吃早餐的人认为可再后期补充食物，殊不知这样恰好扰乱了自己生物钟的节奏，结果是午餐时食欲全无，不能好好吃饭，因此下午要么饥饿要么腹胀，导致肠胃功能紊乱。有的人在晚上临睡前还要饱食一顿，这些都是弊大于利的饮食习惯。

老人不吃早餐的危害：

1. 不吃早餐使老年人反应迟钝

早饭是大脑活动的能量之源，如果没有进食早餐，体内无法供应足够血糖以供消耗，便会感到倦怠疲劳、脑力无法集中、精神不振、反应迟钝。

2. 不吃早餐易造成肠胃疾病

不吃早餐，直到中午才进食，胃长时间处于饥饿状态，会造成胃酸分泌过多，容易造成胃炎、胃溃疡。

3. 不吃早餐容易产生便秘

在三餐定时情况下，人体内会自然产生胃结肠反射现象，简单说就是促进排便。若不吃早餐成习惯，长期可能造成胃结肠反射作用失调，于是产生便秘。

4. 不吃早餐影响寿命

人的健康靠人体生物钟的支配，不吃早餐生物钟的正常运转就会被打乱，肌体所需营养得不到及时补充，生理机能就会减退，免疫力就会降低，再加上其他疾病对机体的影响，人体健康自然会受到影响。

5. 可能引起慢性病

不吃早餐，饥肠辘辘地开始一天的工作，身体为了取得动力，会动用甲状腺、副甲状腺、脑下垂体之类的腺体，去燃烧组织，除了造成腺体亢进之外，更会使得体质变酸，患上慢性病。

6. 不吃早餐会造成低血糖

老年人在经过一夜睡眠以后，体内的营养已消耗殆尽，血糖浓度处于偏低状态，不吃或少吃早餐，不能及时充分补充血糖浓度，上午就会出现头昏心慌、四肢无力、精神不振等症状，甚至出现低血糖休克，影响正常工作。

7. 不吃早餐更易肥胖

有些老年人认为不吃早餐可减少热量的摄取，可减轻体重。其实身体一旦意识到营养匮乏，首先消耗的是碳水化合物和蛋白质，最后消耗的才是脂肪，所以不要以为不吃早餐会有助于脂肪的消耗。相反，不吃餐饭，还会使午餐和晚餐吃得更多，苗条不成反而更胖。

老人吃早餐的饮食宜忌：

1. 宜软忌硬

在早晨，老年人不宜进食油腻、煎炸、干硬以及刺激性大的食物，否则会劳脾伤胃，导致食滞于中，消化不良。老年人早餐宜吃容易消化的温热、柔软食物，如加些莲子、红枣、山药、桂圆和薏苡仁等保健食品，则效果更佳。

2. 宜少忌多

饮食过量超过肠胃的消化能力，食物便不能被消化吸收，久而久之，会使消化功能下降，胃肠功能发生障碍而引起胃肠疾病。另外，大量的食物残渣贮存在大肠中，被大肠中的细菌分解，其中蛋白质的分解物苯酚等，经肠壁进入人体血液中，对人体十分有害，并容易引起血管疾病，催人衰老。

3. 宜迟忌早

现代医学研究认为，老年人经过一夜睡眠，绝大部分器官得到了充分的休息，但是消化系统在夜间仍旧工作繁忙，紧张地消化。一天中存留在胃肠道中的食物，到早晨才处于休息状态，至少需要2～3小时后，消化系统才能恢复正常功能。老年人各组织器官的功能都已逐渐衰老，如果过早进食，机体的能量被转移用来消化食物，自然循环必然受到干扰，代谢物不能及时排除，积存于体内则会成为各种老年疾病的诱发因子。所以，老年人的早餐一般应在8点半到9点之间较为合适。

医学科学告诉我们，无规则地进食易引发胃病，以胃溃疡最为常见，这也是多数人肠胃功能差、胃病发病率高的重要因素。因此，注重正常的饮食习惯、吃好三餐，有助于保证身体健康。

（一）老年人饮食习惯与营养缺乏

老年人营养缺乏分原发性和继发性两种。原发性指单纯摄入不足，或者是综合性的全部营养素摄入缺乏，或者是某种营养素摄入缺乏，其中前者较为常见。继发性指因其他疾病过程引起的营养素缺乏，包括摄入不足和消化、吸收、利用、需要等要素的影响。因饮食习惯不合理会降低营养素摄入。食物摄入不足最为常见，其结果或者是原发的，或者是继发的。通常，偏食会引起个别营养素缺乏，有时人群习惯性偏食甚至会导致个别营养素缺乏病的流行。食物因加工烹调的不合理性而导致营养素破坏，尽管摄入量并没有少，但同样可引起缺乏。营养素吸收不良导致的营养缺乏是另一重要原因。近年来，相关研究证明，营养素不平衡可造成营养素吸收欠佳。如膳食纤维可防治心血管疾病和肠道肿瘤，但如果摄入过多，会不利于无机盐的吸收；饮食中的铁和锌需维持在一定比例，若一方过高，会致使另一方吸收不良。不好的饮食习惯，可导致机体营养缺乏，影响机体的生长发育。不论婴幼儿、学龄前儿童还是青少年，营养缺乏都会造成生长发育不良，孕妇营养缺乏则影响胎儿良性生长发育，包括体力和智力两个方面。营养和体适能的关系、营养和脑的发育的关系，是当今国际上的重要研究课题。

老年人营养缺乏，由于缺乏肌体所需能量，会损害肌体生理功能，同时会使体重较少和身体免疫力变差，严重的甚至还会引起其他并发症。营养不良不但是与食物摄入营养不足有关，创伤和炎症性疾病时因为分解代谢增加导致营养素消耗速率增加也是一个重要的因素。

在临床上，疾病相关的营养不良不仅是与疾病对食物摄入的影响有关，它们不仅本身营养储备不足，而且恢复胃口和活动能力缓慢，尤其是肌肉生理功能潜在改变，老年人瘦体组织复原比年轻人更慢、更困难。因此，老年人正常生理功能常恢复延迟，导致发病率和死亡率增加。老年人营养不良发生率很高，甚至有一些严重的，还会出现恶病质现象，表现为：体重无故下降、容易感到疲劳和困倦、肌肉无力萧条、记忆力变差、免疫力下降、有一部分患者还会出现贫血。这将直接影响整个治疗过程，不利于原发病的治疗，且会降低病人的生活质量，甚至影响预后。

老年人营养缺乏有很多危害，会影响老年人的生理、心理和精神健康，同时营养不良会使身体抵抗力降低，会延迟其他疾病的恢复期，因此我们要多关心老年人的饮食，均衡饮食，保持良好的精神状态，放松心情，同时要适当地做一些户外活动，但不能过度劳累。

营养缺乏造成的生物活性物质功能与合成率下降，将会影响到所有代谢的调节，因为各种营养素组成了体内的重要酶类和激素，以及某些营养素是促进生理功能的需要。

正常机体内环境稳定,各种物质代谢平衡,如果营养缺乏就会打破稳定的内环境,降低机体对感染的免疫能力。营养缺乏作为原发性疾病的临床表现之一,也是预测合并症和死亡率的一个指标。营养缺乏如果不及时纠正,会导致许多合并症发生,使原发性疾病更加严重而难于治疗。

(二)营养与疾病

1.营养与高血压

老年人高血压是一种临床综合征。一般可分为原发性高血压和继发性高血压两种,其中以前者占绝大多数。高血压的病因很多,膳食营养是重要的原因之一。热能摄入过多与肥胖是引起高血压的因素之一。随着体重增加,出现高血压的趋势和危险亦增加。当患者体重下降,其血压常随之下降。因此,患有中度高血压症的人,降体重是降血压的一种有效的治疗方式,即限制热量,尤其是限制碳水化合物的摄入量。食盐量过多与高血压的发生发展有密切关系。食盐量过多,会引起喝水量加大,钠离子进入血液时,细胞中的水就会外渗,使血液稀释,此时血容量增多,因而血压增高,同时也加大了心脏的负担。此外,钠摄入量过多,引起平滑肌兴奋收缩,管径变小,血流阻力加大。饮食习惯不良,易导致机体微量元素缺乏,如钙、镁离子缺乏,可能导致高血压。血清锌和铜离子减少,也可导致心血管疾病。

2.营养与老年人高脂血症和冠心病

有关老年人冠心病的病因和发病机理,目前普遍认为高脂蛋白血症、高血压、糖尿病、吸烟、体重过大和缺乏体力活动是引起冠心病的危险因素。大量流行病学资料、临床实践和动物实验都已证实,合理调整饮食对于防治高脂蛋白血症和冠心病具有十分重要的意义。当热能摄入量大于消耗量时,易造成脂肪在体内贮存,致使身体发胖,体重增加。肥胖者冠心病的患病率较正常体重者高,故控制热能是防治冠心病的主要措施之一。饮食结构可直接影响血脂的浓度,膳食中饱和脂肪酸及胆固醇含量高,会引起血脂升高使胆固醇沉积在血管壁上,形成动脉粥样硬化斑。植物油(橄榄油除外)含不饱和脂肪较多,有降低血中胆固醇的作用。另外在脂肪摄入量高的基础上,过量摄入糖会促使冠心病发病率升高。豆类蛋白质对防治动脉硬化的作用较明显。试验证明,老年人每天吃25g豆类和谷类蛋白的食物代替动物蛋白时,胆固醇会明显降低。维生素C有增加血管韧性、弹性,减少脆性,防止出血等作用,并有利于心肌创面的愈合,有利于对心血管疾病的防治。为限制胆固醇和饱和脂肪酸的含量,需增加不饱和脂肪酸的摄入量,维生素E的需要量与不饱和脂肪酸的摄入量有关。如果只增加不饱和脂肪酸，不同时增加维生素E，会使过氧化脂的生成增多，反而对机体不利。一般认为，每日约需维生素E15g，有防治动脉硬化的作用。钾有保护心肌细胞的作用，缺钾会引起心动过速、心律不齐。吃富含钾的食物可以缓和因吃钠太多而造成的不良影响。某些微量元素的失调，会导致心血管疾病。如缺铬是动脉硬化的因素之一；镁缺乏时能导致心肌坏死（促使冠状动脉内血液的凝固和动脉硬化）。

3. 老年人营养与糖尿病

老年人糖尿病是一种慢性内分泌代谢性疾病，病因不明。基本的病理生理变化认为，胰岛素分泌不足会引起糖、脂肪、蛋白质的代谢紊乱，其特征为血糖浓度超过正常值上限及尿中出现糖，并有"三多一少"（多尿、多饮、多食和体重减轻）的临床症状。糖尿病患者易并发感染心肾等重要脏器的动脉硬化、神经系统病变及眼部病变。糖尿病的发生与营养膳食因素关系密切。缺乏矿物元素，如铬在糖代谢中的作用是增强机体对葡萄糖的利用，缺锌和缺锰会破坏对碳水化合物的利用。镁对维持"钾钠泵"的运转是必需的，此泵可使钾进入细胞而使钠渗出细胞，所以钾在胰岛素分泌中的作用在某种程度上依赖于镁。由于铬、镁、锰和锌多含于麸皮和胚芽中，精制的食物中含这些元素较少，故膳食中应适度添加粗制食物和粗粮食品。高脂肪饮食，尤其是长期摄入高脂肪会增加心血管疾病发病率，这是目前导致糖尿病人死亡的首要病因。适量的蛋白质对糖尿病人有益，因为糖尿病人的蛋白质过度分解，在患者的尿中有大量的含氮物排出。当以饮食和胰岛素控制糖尿病时，则减少了这种病理性的蛋白质分解。高糖饮食是指膳食中含较多的葡萄糖、蔗糖和果糖。糖可刺激胰岛分泌过量的胰岛素，长期刺激可使胰脏功能减弱。导致机体对碳水化合物的利用降低。高糖饮食需与高碳水化合物饮食区别开，后者主要是以淀粉和其他复杂化合物为主，其吸收利用缓慢，对胰脏的影响较小。最好是粗粮、蔬菜和水果一同进食。食物中膳食纤维的含量少，会使碳水化合物的消化吸收过快，引起血糖升高较多，对胰脏刺激过强，不利于糖代谢。长期过量进食，过度地刺激胰岛素的分泌，最终使胰岛细胞增大，其后果是刺激史多的脂肪合成。肥胖常引起老年人糖尿病，肥胖的人体内脂肪组织细胞对胰岛素的作用不敏感，因而饭后血糖恢复到正常浓度所需时间长，可以通过饮食调节减体重来控制该病。

三、老年人三餐的合理安排

"早吃好、午吃饱、晚吃少"被视为科学的进食原则，按照我国人民的进餐习惯，一般每日三餐，两餐之间的间隔一般以混合性食物在胃内停留4～5小时为依据，所以两餐间隔时间以4～6小时为宜。

早餐。早餐是老年人极为关键的一餐。从前一天晚餐到第二天早晨，人体因有十几个小时没有进食，供给人体适能量的血糖浓度已经降低，需要从早餐食物中获取营养，才能保证血糖水平的稳定。如果不吃早餐，或吃得很少，吃得不好。随着大脑和人体各器官组织活动所需能量的消耗，血糖就会下降，当血糖含量降低到每100mL血液中有60mg～70mg时，就可能有饥饿感，出现四肢无力、脸色苍白、多汗等"低血糖症"。当血糖含量降低到每100mL血液不到45mg时，就会严重影响脑组织的机能活动，乃至惊厥、昏迷。

老年人的早餐除了牛奶和豆浆以外，最好吃容易消化的温热、柔软食物，尤其适宜喝点粥，最好在粥中加些莲子、红枣、山药、桂圆和薏米等。不宜吃油腻、煎炸、干硬以及刺激性大的食物。另外，早餐也不要过量，以免超过胃肠的消化功能，导致消化功能下降，还可多吃粥、面条、肉松和花生酱等既容易消化又含有丰富营养的食物。现代医生研究认为，老年人早餐不宜太早。人体经过一夜睡眠，绝大部分器官得到了充分休息，但消化系统夜间仍在消化吸收存留在胃肠道的休息，加重消化系统的负担。老年人的早餐一般应在8点半至9点之间进行较为适宜。早晨醒来之后也不要立刻起床，先在床上平躺15～30分钟，再起来喝杯温水清理肠胃中的垃圾。此外，老年人吃早餐宜软不宜硬、宜少不宜多。

午餐。午餐要吃好，要荤素搭配，因为午餐的作用非常重要。因为它既要补充上午消耗的热量，又要为下午的能量做准备，使血糖维持在较高水平，保证下午工作和身体锻炼的能量需要。

老人午餐饮食原则具体如下。

1. 不能随便应付

儿女们上班的上班，应酬的应酬，退休在家的老人中午都吃什么呢？许多老年人，因为子女中午上班去了，不在家吃饭，因此在吃午饭时都是随便煮点面条或白粥，简单地应付过去。这种做法是不对的，午餐是三餐中最重要的一餐，它起到承上启下的作用，弥补早餐时的消耗的热量，提供下午的能量，因此不能随便应付过去。

2. 就餐心情很重要

老人午餐营养固然重要，但进餐环境和情绪可能更重要。《中国居民膳食指南》中指出，与家人和同伴一起吃午餐，不仅增加乐趣，还能增进食欲、促进消化。子女们平时工作繁忙，周末最好能陪父母一起吃顿午餐，对老人身心健康非常有益。女有时间应该多回家陪陪父母，多给他们创造一些精心准备午餐的机会。

3. 注意营养搭配

老人每天最好能吃二两粗粮或全谷类食物，可减少若干慢病的发病风险，但要粗细搭配易于消化吸收，如午餐可吃一小碗蒸得软烂的紫薯饭，或煮点莜麦、荞麦面条。另外，搭配一些精细的配菜，补充优质蛋白质和微量营养素。多吃新鲜水果和蔬菜。新鲜果蔬中含有丰富的胡萝卜素、维生素C和维生素E。胡萝卜素是抗衰老的最佳元素，它能保持人体组织或器官外层组织的健康，而维生素C和维生素E则可延缓细胞因氧化所产生的老化。此外，这些富含膳食纤维的新鲜蔬果还能促进大肠健康，帮助排毒。

晚餐要清淡，不能吃得太饱。因为晚间老年人活动的少，消化速度慢。如果晚餐吃得太好太饱，消化吸收后，容易积存贮藏起来，使人发胖，以致逐渐引起动脉硬化、冠心病等一系列症状，于健康十分不利。

老人晚餐饮食原则具体如下。

1. 晚餐时间不宜过晚

晚餐时间对睡眠质量的影响很大。一般来说，吃过晚餐后，胃需要用3个小时消化食物，最终将食物排空。如果晚饭吃得太晚，胃还在卖力消化食物时，人就上床睡觉了，睡眠质量往往不好，容易失眠多梦。由于最佳睡眠时间是晚上22点左右，因此晚饭最好安排在18点~19点间。

2. 晚餐不宜太荤

晚餐一定要偏素，以富含碳水化合物的食物为主，而蛋白质、脂肪类吃得越少越好。若脂肪吃得太多，可使血脂升高。研究资料表明，晚餐经常吃荤食的人比吃素者的血脂要高2~3倍。碳水化合物可在人体内生成更多的血清素，发挥镇静安神作用，对失眠者尤为有益。但在现实生活中，由于大多数家庭晚餐准备时间充裕，吃得丰富，这样对健康不利。

3. 晚餐不宜吃太饱

晚餐吃少睡眠好，与早餐、中餐相比，晚餐宜少吃晚间无其他活动，或进食时间较晚，如果晚餐吃得过多，可引起胆固醇升高，刺激肝脏制造更多的低密度与极低密度脂蛋白，诱发动脉硬化；长期晚餐过饱，反覆刺激胰岛素大量分泌，往往造成胰岛素β细胞提前衰竭，从而埋下糖尿病的祸根。此外，晚餐过饱可使老年人的胃鼓胀，对周围器官造成压迫，胃、肠、肝、胆、胰等器官在餐后的紧张工作会传送信息给大脑，引起大脑活跃，并扩散到大脑皮层其他部位，诱发中老年人失眠。

4. 查漏并补缺

晚餐的重要性还体现在"查漏补缺"上。吃晚饭前，回想一下早餐和午餐都吃了什么，在晚上把今天缺乏的营养都补上。比如，如果前两顿没吃粗粮，晚上就蒸个红薯或来碗杂粮粥；没吃足500克蔬菜，晚餐就该吃一大盘青菜……补足前两顿缺了的食物，晚餐才能成为全天营养平衡的完美闭幕。

5. 晚餐节奏不宜过快

细嚼慢咽不仅有助于食物消化和营养吸收，还能控制食量、稳定血糖、保护牙齿，因此一日三餐都应做到嚼慢点。一口饭最好咀嚼20次左右，而老年人则应咀嚼25~50次。针对晚餐来说，最好能控制在20~30分钟之间。

老年人运动后加餐。如果老年人在运动后和正餐之间的时间较长，在运动前后可以进行加餐提供能量和保证恢复。比如在午餐和下午训练之间间隔时间较长，经常会在训练前的1小时补充一些碳水化合物增加能量储备避免饥饿。通常以下列食物进行加餐：水果、面条、面包、热牛奶。而在训练后短时间内摄入富含碳水化合物和蛋白质的食物会达到促进能量恢复以及肌肉组织的恢复和生长的目的。通常，在运动后半小时来一顿正餐不太容易实现，那么营养师推荐在运动后服用一次快餐，例如以碳水化合物和蛋白质配好的饮料，可以达到快速恢复的效果。如果摄取足够的能量和水分，那么在大部分老年人都能达到最好的锻炼效果。结合良好的训练和恢复，老年人应该做一个营养计划：能提供足够丰富的碳水化合物（全麦类、面条、米饭、馒头、水果等）作为锻炼中肌肉的能量来源；提供低脂肪含量的优质蛋白质（瘦肉、鸡肉、鱼肉、鸡蛋、豆类和豆制品）促进肌肉恢复和修复；同时还要有丰富的蔬菜和水果提供维他命和矿物质。这样能提供给老年人全面丰富的营养，以便保证训练质量，并逐渐提升老年人的体重百分比，帮助老年人维持健康的适宜体重。

第五章
老年人发展体适能的传统方法

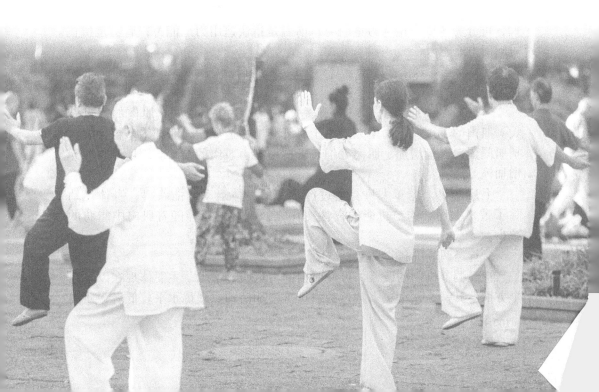

人的身体素质包括速度素质、力量素质、耐力素质、灵敏素质、柔韧素质等。身体素质是衡量一个人有效活动的标准，是身体一种运动的能力。身体的运动水平，不仅与机体生理特点有关系，还与肌肉的功能、神经系统的协调等有关系。机体的所有成分都会通过不断锻炼而改善，从而增加身体的运动水平。所以，拥有良好的身体素质，对我们的工作、学习和生活等都具有积极的意义。

第一节　健身运动与力量素质

一、力量素质的概念与生理学基础

（一）概念

力量素质是人体的基本素质，是指肌肉的能力，用来抗击和克服阻力。身体的力量素质可分为两大类，按肌肉工作方式划分，分为静力性力量与动力性力量，静力性力量指肌肉作等长收缩时产生的力量，肢体不产生明显位移，又称等长收缩。动力性力量是指肌肉作等张收缩时产生的力量，肢体产生明显位移，又称等张收缩。动力性力量包括重量性和速度性力量。按力量与人体重的关系分为绝对力量与相对力量，前者是不与体重相关表现出的力量；后者是指每千克体重表现出的力量。按力量的表现形式，可分为速度力量与力量耐力，前者是指快速用力地能力；后者是指长时间用力地能力。

（二）老年人发展力量素质的生理学基础

1.肌肉的解剖生理特点

一般来说，肌肉的生理横断面大、伸展性和弹性好，肌肉的力量就大。肌肉的生理横断面增大是由于肌纤维增粗造成的，肌纤维增粗主要包括肌凝蛋白含量增加、肌肉毛细血管网增多，肌肉的结缔组织增厚、肌元增加等。

上述变化，老年人只有通过经常性的身体运动才能获得。身体运动除了带来上述结构与机能的良性变化之外，并且还伴随着肌肉中脂肪的减少。

2.神经调节机制的改善

神经调节机制的改善，可使肌肉的力量明显增大。主要体现在以下几个方面：其一，调动更多数量的肌纤维参加活动。锻炼水平较低者，肌肉只有60%的肌纤维参加活动，而锻炼水平较高者，在运动中参加活动的肌纤维可达到90%。其二，主动肌与协同肌、对抗肌、支持肌间的相互协调关系得到改善。在身体活动过程中，有时出现肌肉僵硬、动作不协调、很吃力，而表现出来的肌肉力量并不大，这就是主动肌与协同肌、对抗肌、支持肌间的协调性没有得到改善，特别是对抗肌的放松能力是影响力量的重要因素。其三，皮层神经过程的强度和灵活性的改善可以增大肌肉力量。研究证明，人体用20%～80%的能力从事肌肉运动，这时力量的增加是靠动员新的运动单位参加活动；要是用80%以上的能力从事肌肉运动，这样主要靠神经中枢对运动神经发放冲动的次数增加、灵活性（即兴奋与抑制转换的速度）来维持爆发力和大力运动。所以，皮层神经过程的强度和灵活性直接影响力量的发展，并且经常性的身体运动是最好的途径。

3. 骨杠杆的机械效率

身体各部位骨的形态结构不同，产生的杠杆效率也不同，肌肉的力量大小也不一样。经常运动的老年人，其骨的形态结构发生变化，杠杆作用更显著，使肌肉的力量更大。

二、老年人发展力量素质的基本方法

（一）老年人发展力量素质的基本要素

1. 老年人力量锻炼必须遵守三个原则

力量锻炼三原则即超负荷原则、针对性原则、结合动作实际原则。

在一定的生理范围内，不断加大负荷，才能发展力量；在发展某肌群的力量时，必须针对性地使用阻抗施加于该肌群；进行力量锻炼时，必须与动作结构和技术的用力方式极其相似。

2. 严格控制运动负荷

运动负荷是指运动者在运动中所承受的生理负荷。包括负荷强度和量两个方面。根据超量恢复原理，在生理范围内负荷越大，力量增长效果越好，但在此必须依据老年人的力量发展目的来控制负荷大小。

当力量练习在最大负重量的80%～95%时。动作速度慢，重复次数少（1～4次），要求最大限度地发挥神经系统的机能，但能量消耗少。以无氧代谢为主，可使肌肉力量显著性增加，增大肌肉的体积不明显，对呼吸和循环系统机能的影响不大。

当力量练习在最大负重的50%～80%时，即为中等负重，动作的速度较快，重复次数较多（5～12次），消耗的能量也较多，可以有效地改善肌肉的能量供给，改进动作技能，在有效发展肌肉力量的同时，更有效地发展肌肉体积，即增大肌肉生理横断面。

当力量练习在最大负重的20%～50%时，即为小负重锻炼，动作速度快，重复次数多（13次以上），能量消耗多，对呼吸和循环系统机能影响较大，可以有效地发展老年人肌肉毛细血管的机能，发展力量耐力，但对肌肉力量和体积的增加都不明显。

根据上述大、中、小负重锻炼的不同作用，在老年人运动实践中必须注意，中等负重锻炼必须在小负重锻炼有一定基础后，才能进行；大负重必须在中等负重锻炼有一定基础后，才能进行。

3. 老年人要处理好强度与量的关系

负荷强度的主要因素有练习密度、动作速度、负重量等；负荷量的主要因素有练习次数、组数、时间、距离和负重量等。综合起来看，强度越大，量越小。力量锻炼负重越大，动作重复次数就越小。一般来讲负重达到95%，动作重复1次，然后，负重每下降5%时，动作重复次数增加1次。依此类推可以有效地发展锻炼者所需要的力量。

4. 老年人要合理安排力量锻炼的时间间隔

这里包括日锻炼时间间隔和每次锻炼过程中组之间的间歇。

（1）初始锻炼者的老年人以隔日锻炼为好，随着锻炼水平的提高，可以每日锻炼。

（2）老年人可以根据自身体质适当加大运动负荷的力量锻炼，可以隔两日或三日锻炼一次。

（3）力量增长到一定水平之后，为了保持增长的水平，可以每周锻炼1次。

（4）老年人可以根据自身体质适当加大负重力量锻炼，两组之间的间歇一般为2～3分钟，中小负重可间歇1.5～2分钟。

5. 力量锻炼要按照老年人的生理规律进行

除了生理上的健康，经常参与力量锻炼对老年人心理和精神健康都能带来可观的益处。一系列研究证据表明，力量锻炼能够改善老年人的认知水平，提高其自尊。在一项对患抑郁老年人的干预研究中，受试者在经过每周3次，持续10周的力量训练之后，80%老年人的临床抑郁表现消失。由此看来，力量锻炼对维持老年人的身心健康有着不可替代的重要作用，这并不亚于有氧锻炼给老年人所能提供的效益。但是，由于无法抗拒的机体功能的自然衰老，老年人的力量锻炼方法仍应区别于年轻人群。

力量锻炼时，男女老年人由于生理特点不同，运动负荷要有差别。正常情况下，女子的力量是男子的2/3，所以，女子的力量锻炼一般以克服自重的练习为主，多采用小负重练习。充分考虑个人体质与健康状况来科学安排运动负荷。

6.老年人力量锻炼要考虑全面发展

老年人力量锻炼时，大肌肉群、主要肌肉群要与薄弱的小肌肉群协调发展；大力量与小力量锻炼、缓慢与快速力量锻炼、局部与整体力量锻炼，必须交替综合起来锻炼。任何单一的力量发展，离不开全面的力量发展。

7.老年人力量锻炼姿势要正确，动作要规范

老年人力量锻炼要根据人体肌肉分布特点和个人所需要力量的类型，合理设计锻炼动作方法，锻炼时要做到正确、到位、规范化，最好面对镜子锻炼。

8.老年人力量锻炼的注意事项

呼吸调节、机体放松恢复在进行极限和次极限负重练习前后，要多做深呼吸，结合动作特点，做好憋气和呼气的配合动作，但尽量不要憋气时间过长；每组练习完后，应立即做放松练习，以便能量恢复、提高肌肉的弹性、防止肌肉僵硬；每次力量锻炼完后，要注意身体保暖，采用按摩、热水浴等手段帮助恢复，加强营养补充特别是蛋白质的补充。

（二）老年人力量素质锻炼的方法和手段

1.静力性力量锻炼

静力性的锻炼一般是指用自身最大的力量保持同一个动作，静力性的力量锻炼需要注意的是持续时间。

（1）对抗性静力锻炼。身体姿势保持固定不变，用极限的力量对抗固定的物体。如手抓高单杠，屈膝悬垂10～15秒钟，做4～5组；两手相互掰手腕对抗、双手倒立等。

（2）负重性静力锻炼。负重性的锻炼根据的是肌肉的力量需要实施，负担姿势所需要的重量，保持姿势不变。如肩负一定重量的杠铃半蹲，固定不动，坚持6～12秒钟，做3～4组，两手持哑铃向前或侧举，固定不动。

（3）动静结合锻炼。根据发展不同部位肌肉力量的需要，有些部位做动力性练习，有些部位保持一定姿势固定不动，用极限力量对抗不动的物体。如屈膝或屈腰固定不动（静力练习），两手提拉杠铃（动力练习），维持5～6秒钟，练习2～3组。

静力性力量锻炼，每个动作的每次练习时间不能过长，过长或过多憋气对心血管系统的机能影响不利。

2.动力性力量锻炼

动力性力量锻炼分为克服自身体重的锻炼和克服外界阻力的锻炼两种，如图5-1所示。

（1）克服自身体重的锻炼。如跑：可采用跑上坡、高抬腿跑、后蹬跑、台阶跑等；跳：可采用单足跳、多级跳、侧跨跳、原地纵跳、收腹跳、箭步跳、跳台阶、下蹲跳等；支撑和引体：采用双臂屈伸、双杠支撑摆动、俯卧撑、立卧撑、正与反握引体向上、颈后引体向上、单杠悬垂收腹举腿、斜板收腹、仰卧起坐等。

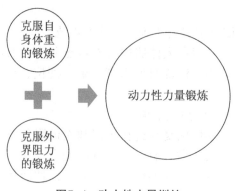

图5-1　动力性力量训练

（2）克服外力阻力的练习。如推和举：可采用卧推杠铃、直立向上推举杠铃、抓举杠铃、挺举杠铃、哑铃交臂举、哑铃侧平举、哑铃前平举、推铅球和实心球、打篮球时的传球和投篮等；提和拉：俯立提拉杠铃或壶铃、半蹲提拉杠铃、提杠铃或壶铃侧屈和前屈、拉力器扩胸、橡皮带抗阻力等；蹲和跳：可采用深蹲杠铃、半蹲杠铃、弓箭步蹲杠铃、持壶铃深蹲跳、持壶铃半蹲跳、穿沙背心做各种跳的练习等。

3. 绝对力量锻炼

老年人绝对力量的锻炼一般采用附加重量（次极限重量）或最大重量（极限重量）的重物，如在卧推杠铃、深蹲和半蹲杠铃时经常采用。在锻炼时要循序渐进。一般从最大重量的60%左右开始，一直增加到最大重量。开始练习每组举或蹲3次左右，随重量增加次数逐渐减少，接近最大重量时只举或蹲1次，共做练习4～5组，然后将重量减到80%～85%，再练习3～4组，每组3次左右，完整的练习共8组左右，这种练习称为塔式练习法。

4. 相对力量锻炼

老年人相对力量锻炼是指在进行跑步、跳远、体操、拳击等锻炼的时候，自身能够克服体重重量的一种能力。

5. 速度力量锻炼

速度力量的锻炼一般是以中等或中小负荷（最大负荷的60%～80%）。重复次数较少，以最快速度完成动作，这种锻炼效果最好。例如用中、小重量的杠铃做快速推举练习，每组6～8次，练习4～6组。速度力量还可采用超等长练习，即肌肉在工作之前先被拉长，而后马上又缩短。例如跳跃时的下蹲、投掷发力前的动作等练习方法，对于发展上下肢的爆发力十分有效。

6. 力量耐力锻炼

老年人力量耐力锻炼要求有一定的重复次数和时间，直到达到耐久力的极限为止。例如做引体向上、俯卧撑、收腹举腿、仰卧起坐、双密屈伸等练习，都可以有效地发展力量耐力。

第二节　健身运动与速度素质

一、老年人速度素质的概念与生理学基础

（一）概念

速度素质是指人体进行快速运动的一种能力，按表现形式划分为速度耐力、反应速度、动作速度、周期性运动的位移。

（二）老年人发展速度素质的生理学基础

1. 反应速度的生理学基础

实际上反应时可以说明反应速度的快慢，从生理机能方面来看，反应时间长短取决于如下图5-2所示。

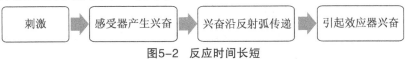

图5-2　反应时间长短

老年人反应速度的快慢主要取决于效应器是否兴奋、中枢的延搁性，还有感受器对兴奋的敏感程度。最为重要的就是中枢的延搁性。反射活动越复杂，经历的突触越多，反应也就越慢。反应速度还与中枢神经的灵活性和兴奋性状态密切相关。此外，还决定于条件反射的巩固程度。

2. 动作速度的生理学基础

动作速度的快慢取决于四个方面：①肌纤维类型构成的百分比及面积，快肌纤维（即白肌纤维）比例越大肌纤维越粗，肌肉收缩速度就越快；②肌肉力量越大，越能克服肌肉内、外部阻力完成动作，凡是影响肌力的因素，必将影响运动速度；③肌组织兴奋性高时，刺激强度低，且作用时间短就能引起肌组织兴奋；④条件反射巩固的程度。

3. 周期性运动的位移速度的生理基础

以跑速为例，跑速主要决定于步频和步长。影响步频的生物学因素有四个方面：①神经过程的灵活性；②快肌的百分比及体积；③肌肉放松的能力，即各中枢间的协调性；④运动技能巩固的程度。

影响步长的生物学因素有四个方面：①肌肉力量的大小。力量越大步长就越长；②锻炼者自身的腿长；③关节韧带的柔韧性和肌肉的伸展性；④动作的协调性与运动技能巩固的程度。

速度和速度耐力（位移速度）的供能特点：①大部分能量来源是依靠肌肉中无氧代谢供给，因为运动时间短、强度大、消耗大，心血管和呼吸系统无法供给充足的氧；②磷酸肌酸是速度素质的物质基础。在速度与耐力的锻炼中，实现ATP再合成的具体途径是有区别的，肌肉快速运动时，依赖于磷酸肌酸的分解，释放出能量供三磷脂腺的再合成。

二、老年人发展速度素质的基本方法

（一）老年人发展速度素质的基本要素

（1）老年人发展速度素质必须掌握熟练的技术动作，只有技术动作熟练，巩固条件反射，才能以最快的速度去完成动作练习，发展有效速度。

（2）老年人在发展速度素质的同时应发展其他相关的素质。力量素质是基础、灵敏与耐力素质与速度相关，所以在锻炼过程中必须考虑发展这些相关素质。

（3）老年人发展速度素质时要严格控制练习时间和时间间歇。一般快速练习持续时间不得超过20～30秒钟。

（4）老年人在一次锻炼中，速度锻炼一定要在力量或耐力锻炼之前进行更好，另一方面以免出现伤害事故。

（二）老年人速度素质锻炼的方法和手段

1. 反应速度的锻炼方法和手段

①听哨声、击掌声、鸣枪声等信号进行起跑、游戏或其他相应的动作练习，经常参加这类锻炼可以提高对声和动作的反应速度；②辨认数字或听数字，并作出相应的数字反应动作。例如，将几个人分成单数和双数两组，交叉站一圆圈，中间放一足球，指挥者叫"单数"。则单数人迅速去争抢中间的球，反复练习可以提高人的反应速度；③看手势或标记进行起跑或其他相应动作的反应练习；④两人一组，做相互触摸对方肩或背的练习，看谁被触得次数多；⑤参加篮球、排球、足球、羽毛球、乒乓球等球类锻炼活动。

2.动作速度的锻炼方法与手段

①采用牵引跑、顺风跑等方法提高短跑的动作速度，即借助力提高动作速度；②通过加大动作难度提高动作速度。例如捆沙袋或穿沙衣跑和跳，跑步之前先做深蹲或半蹲杠铃练习等；③合理控制动作速度与间歇时间。例如跑，可采用变速跑；变速推举杠铃或哑铃。训练过程中间歇时间不得过长，以免兴奋性较大幅度的下降，不利于下一组的速度练习。

3.位移速度（速度和速度耐力）的锻炼方法与手段

①发展无氧代谢能力，采用短距离的重复跑。如60～80米重复跑，第一次跑后，在心率恢复到不低于120～140次/分钟，再进行下一次跑的练习，可以有效地提高无氧代谢能力，即速度和速度耐力的提高。②经常采用超主项的加速跑、冲刺跑、间歇时间更短的重复跑等来发展速度和速度耐力，如主项为100米，可以经常跑110米、120米等。③注意发展肌肉的弹性、伸展性和关节的灵活性。如各种柔韧性练习、摆腿和踢腿练习等。④用中小负重半蹲或全蹲来发展腿部和腰部等部位的肌肉力量，在负重快速练习的基础上发展爆发力，最后达到发展身体位移速度的目的。

第三节　健身运动与耐力素质

一、老年人耐力素质的概念与生理学基础

（一）概念

老年人身体在进行长时间的运动时，坚持下去的能力就叫作耐力素质。耐力素质有静力耐力、速度耐力和一般耐力等；按照器官的影响可分为呼吸和循环系统耐力、肌肉耐力、全身耐力等；按供能特点，可分为有氧耐力和无氧耐力；按工作环境，可分为高温工作耐力、低温工作耐力和低压工作耐力等。

（二）老年人发展耐力素质的生理学基础

1 有氧运动的生理学基础

有氧运动即有氧耐力，是指老年人进行长时间有氧运动所表现出的耐力素质，工作的动能是由糖和脂肪分解提供，可通过最大耗氧量表现出来。

（1）空气中的氧，首先是经过呼吸器官而弥散入血液的，人体的最大摄氧量一方面由于呼吸肌的力量发展。肺活量的提高；另一方面是肺泡的

通透性好，与血液进行氧气交换的能力提高。通过身体运动均可以提高这些机能。

（2）人体的红细胞中具有血红蛋白，可以携带输送氧，频繁有规律的锻炼可以增加人体的红细胞，达到提高血红蛋白和氧结合的效果，从而提高人体的有氧耐力。

（3）决定人体最大的耗氧量的重要原因是人体的心脑血管系统，在单位时间内血液循环的量愈多，运输氧的任务就完成得愈好，有氧耐力的运动能力就越强。

2. 无氧运动的生理学基础

无氧运动即无氧耐力，是指老年人在无氧的情况下，进行肌肉收缩及运动的能力。

（1）肌肉内无氧酵解供能能力提高。经常从事速度性运动者，可以有效地提高肌肉无氧酵解能力。这是影响无氧耐力的重要生理因素。

（2）机体缓冲乳酸的能力提高。碳酸氢钠是体内重要的缓冲物质，运动生理学称"碱贮备"，经常锻炼身体者的碱贮备比一般人多。

（3）脑细胞耐力提高。经常从事无氧耐力锻炼者，脑细胞耐受酸碱度的能力很强，同时无氧耐力素质可得到良好的发展。

二、老年人发展耐力素质的基本方法

（一）老年人发展耐力素质的基本要素

（1）发展耐力素质要施加适量的运动负荷与间歇。发展心血管的机能是提高耐力素质的物质基础，据研究，老年人运动负荷达到心血管系统最大功能的70%，可以有效地发展心血管机能和耐力素质。两次负荷之间的间歇，一般来说，以脉率恢复到120～130次/分钟再进行下次负荷练习，时间约3～4分钟，锻炼效果最好。

（2）发展耐力素质的动作速度中等是最有效的。

（3）发展耐力素质要进行有氧运动，同时动作要与呼吸相配合。

（4）发展耐力素质要有顽强的意志品质，要坚持。

（5）耐力锻炼后，应加强营养补充和疲劳的消除。

（二）老年人耐力素质锻炼的方法和手段

（1）有氧耐力锻炼的方法和手段。发展有氧耐力，一般采用持续性练习和间断性练习两种方法。这两种方法主要是要进行心率负荷控制的。将心率控制在140～170次/分钟。

持续性练习可根据速度是否变化而划分为变速练习和匀速练习；间断

性练习可根据两次练习的休息间隔是否能使人体工作能力完全恢复，而划分为间歇练习和重复练习（休息间隔长，下一次练习前足以使机体适能力复原）两种。运动负荷的调节从以下四个方面进行，即增加重复次数、增加每次练习的时间、提高每次练习的强度和缩短间歇时间。有氧耐力锻炼的几种主要手段如下：①跑步锻炼法。②跳绳锻炼法。③游泳锻炼法。在夏天可以通过慢速间歇游泳和慢速中长距离游泳来发展有氧耐力。④登山、跑楼梯和骑自行车锻炼法。根据个人不同的条件，可以在控制心率负荷的情况下发展有氧耐力。⑤球类、溜冰和划船锻炼法。

通过登山、跑楼梯和骑自行车，也可以按照个人的兴趣，进行篮球、排球、足球、网球、羽毛球、滑冰、划船等活动来发展有氧耐力。

（2）无氧耐力锻炼的方法和手段。提高无氧耐力素质，间歇锻炼是通常用的方法，分为非乳酸性和乳酸性耐力锻炼。

第一，非乳酸性耐力锻炼的方法与手段。但根据无氧耐力的供能与代谢特点，可以采用95%左右的速度、心率控制在180次/分钟以上，负荷持续时间3～8秒钟的大强度锻炼，可以有效地发展非乳酸性耐力。如采用20～70米的加速跑、8～20米快速游泳等练习，重复3～5次为1组，练习5～8组。

第二，乳酸耐力锻炼的方法与手段。

采用85%～95%的强度，心率处于160～180次/分钟。负荷持续时间多于35秒钟，然后注意控制间歇时间，可以有效发展乳酸耐力。具体手段如下。

①采用400米重复跑，重复3～4次为1组，练习2～3组，两次之间间歇约15分钟。

②采用200米—300米—400米—500米—1000米—300米—200米塔式跑，练习2～3组，两次之间的间歇时间与跑距成正比，如控制在3～7分钟，组之间间歇为15～20分钟。

③采用变速跑练习。如100米慢跑与100米快跑、200米慢跑与200米快跑，2～4次为1组，练习3～4组，两次之间间歇6～7分钟，组与组间歇15～20分钟。

④参加篮球、排球和自行车、游泳等运动，可以有效地发展乳酸耐力。

（3）局部肌肉耐力锻炼的方法和手段。主要采用抗阻力多次重复锻炼法，负荷强度为中等。

①克服身体自身阻力耐力锻炼。例如，发展手臂、腰腹和腿部肌肉的耐力时，可采用俯卧撑、引体向上、屈臂悬垂、双臂屈伸、仰卧起坐、收腹举腿、斜板收腹、下蹲跳、跨步跑等练习，练习13～18次为1组，练习4～5组，组之间间歇2～3分钟。

②克服外界阻力的耐力锻炼。例如，采用推举杠铃、提拉杆铃、深蹲和半蹲杠铃等，利用哑铃、壶铃、拉力器、橡皮带和沙袋等器械进行各种动作的肌肉耐力锻炼，都十分有效。

第四节　老年人健身运动与灵敏素质

一、灵敏素质的概念与生理学基础

（一）概念

老年人灵敏素质指身体的随机应变的能力，是身体在面对各种环境以及运动的时候能够准确无误地迅速作出反应的能力，反映人体的综合素质。它分为一般灵敏素质和专项灵敏素质。

一般灵敏素质指在一定条件下，身体方位、动作、变化及其适应能力。专项灵敏素质是指人体从事各个项目时，在技术与素质上的变化能力。

（二）老年人发展灵敏素质的生理学基础

大脑皮层神经过程的灵活性提高。大脑皮层的神经过程，即兴奋与抑制转换的速度越快，灵敏素质就越好。经常从事灵巧性的身体运动，这种兴奋与抑制转换速度更协调、更快，灵敏素质更好。

机体的各种感官分析器机能的改善。经常参加体育锻炼者的老年人，如位觉、空间定向、视听觉、肌肉与皮肤的感觉等十分灵敏，准确和协调，特别是在运动中表现特别灵敏。

年龄与性别影响灵敏素质的发展。从儿童12岁开始灵敏素质稳定提高；进入13～14岁灵敏素质快速增长；以后直到成熟期，灵敏素质稳定发展。在青春期前男子比女子稍灵活些，在青春期后。男子比女子更灵活些。

体重与身高对灵敏素质的影响。一般老年人过胖、身高过高，灵活性就差一些。

老年人在产生疲劳时灵敏性就差。疲劳主要是由于神经系统机能下降，显然，大脑的兴奋与抑制失调，灵敏性就更差。

二、老年人发展灵敏素质的基本方法

（一）发展灵敏素质的基本要素

（1）老年人在运动技能形成的基础上发展灵敏素质。运动技能形成的数量越多、越熟练、越巩固，灵敏素质就越高。

（2）力量素质越发展，灵敏素质越要加强锻炼。因为力量素质发展了，肌肉的生理掐断面就越大，同时体重也随之增加、若不加强灵活性锻炼，身体显得很笨重，不灵活。

（3）老年人灵敏素质锻炼必须在力量、速度和耐力锻炼之前进行。身体产生疲劳后不宜进行灵敏锻炼，一方面无效果，另一方面容易受伤。

（4）老年人进行灵敏素质锻炼时注意力要集中，情绪不好时进行灵敏性锻炼，容易受伤。

（二）灵敏素质锻炼的方法和手段

（1）老年人可以参加各种球类活动，如篮球、足球、橄榄球等，都是发展灵敏素质的运动。

（2）参加各种游戏活动。运动性游戏是发展灵敏素质的良好手段。如跳绳、听看信号变向跑、侧身跑、后退跑、变速跑和各种躲闪、转体等。

（3）进行调整体位的锻炼。经常练习倒立、摆荡、摆越、滚翻、侧手翻和各种平衡能力等。

（4）参加各种老年健身舞蹈、健身操、韵律操和老年养生武术等项目锻炼，可以发展身体的协调性和灵活性。

（5）参加不同于常规动作的锻炼。如进行后退走、跑、跳、左手打乒乓球、羽毛球、篮球等，向相反方向做操和练武术等。

第五节　健身运动与柔韧素质

一、柔韧素质

（一）概念

柔韧素质是指活动时人体的各个关节所表现出的能力，如关节活动范围、肌肉的张力、韧带的张力等。

（二）老年人发展柔韧素质的生理学基础

（1）关节的结构。关节的结构是影响柔韧素质的重要因素。

（2）韧带、皮肤、肌肉的伸缩能力。

（3）关节组织的体积。体积越大柔韧性越差。

（4）年龄与性别。

二、老年人发展柔韧素质的基本方法

（一）基本要素

（1）老年人发展柔韧素质要慢慢来，不能一开始就用力过猛和速度过快。

（2）老年人柔韧锻炼时不得动作幅度过大，不能超过正常的生理范围。练习时以感觉到酸、胀、痛为限。

（3）老年人柔韧素质锻炼必须与速度和放松练习相结合。这样可以保持发展肌肉、关节、肌腱和韧带的弹性，利于营养物质的恢复。

（4）老年人发展柔韧素质时，要将动力性和静力性练习相结合。

（5）老年人每次进行柔韧素质练习的时间不宜过长。柔韧素质必须在其他锻炼之前进行。

（二）柔韧素质锻炼的方法和手段

主动练习法。可分为主动动力性练习和主动静止性练习。指不需要借助外力，肌肉主动伸缩影响关节灵活性。例如各种踢腿、摆腿、肢体绕环、甩腰、扩胸等、体前屈、左右分腿、前后分腿、劈叉等。

被动练习法。可分为被动动力性和被动静力性两种方法，被动动力性是被动的借助外力拉伸肌肉，增强关节灵活性；坐立向前屈体时，用人在背部向前推压等练习。被动静力性练习是借助外力保持固定的姿势。例如，借助力保持体前屈、借助力向前、后、侧抬腿等练习。

第六章
老年人生理特点与运动研究

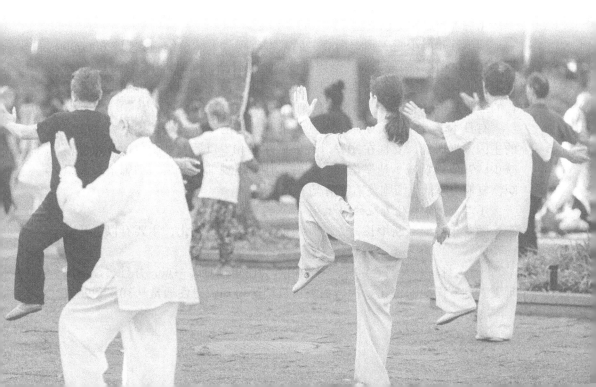

随着人口老龄化问题的逐步加深，老年人成为我们社会发展关注的主体人群，丰富老年人生活、促进他们的身体健康和幸福指数，成为一个重大课题。老年人最大的特征就是"老"，这个"老"，主要是指生理方面的。机体的衰老是身体各个部位逐渐衰竭的过程，全身的机体功能下降，各个器官开始衰竭。研究表明，老年人的机体结构和功能，都可以通过合理的运动提高。进行合理的体育健身活动，可以改善老年人的心肺能力、消化能力、心脑血管系统的能力等。合理的健身可以提高老年人身体的免疫力，增强机体的新陈代谢能力，促进身体内垃圾的排泄等。所以，合理的健身训练可以起到预防疾病的作用。

第一节　老年人的衰老变化

现代科学研究证实了人体衰老是一个逐渐形成的全身性衰退过程，老年人体内的新陈代谢逐步变化导致器官的功能随之将发生一系列退行性改变。

一、老年期的身体状态变化

进入老年期，无论是外观形态，还是人体内部的细胞、组织、器官及各功能系统都会发生一定的变化。

（一）细胞的变化

细胞逐步减少是人体走向衰老的基本表现。人体总细胞数大约600000亿～1000000亿，一般来说，细胞每秒凋亡50万个，同时再生50万个。如此这般，人体的细胞差不多两年便可更换一新。但是，随着年龄的增长，凋亡的细胞数量越来越多，而再生的细胞数量则越来越少。

有日本学者经过长期研究发现，细胞数目的不断减少是导致人体衰老的主因。据研究，女性在20岁以后、男性在40岁以后，细胞数便开始慢慢减少，70岁以后减少速率增加。同时，伴随出现细胞分裂、细胞生长和组织恢复能力降低、细胞萎缩等情况。

（二）身体整体外观的变化

随着年龄的不断增长，人的外观形态逐渐发生变化，主要有以下几方面特征。

（1）身高。人到老年时，身高相对会比年轻时矮一点，并且会逐渐出现驼背和罗圈腿的变化。根据相关人员调研得知，男性通常从30岁到90岁成长的过程中，身高平均降低20.25%，相比女性来说稍微降低得多一些，女性平均降低2.5%。

（2）体重。当人进入老年期时，体重会呈现出增加或者减少的状况，这种表现因人而异，为何有的人体重会增加，而有的人会减轻呢？显然，人到老年时，人体的各种机能出现退化，脂肪代谢缓慢导致脂肪沉积，体重明显增加，有些老人则因为体内细胞液含量减少，会出现体重减轻特征，据相关人士计算，老年人的细胞液体比年轻人减少的可能性的范围值为30%~40%。

（3）皮肤。老年人的皮肤大多会出现褶皱、粗糙现象，人们常说的老年斑更是比较常见的，这些都是人体机能代谢缓慢所导致的。

（4）头发。目前，不管是年轻人还是老人，都会存在很普遍的现象，头发不同程度地出现白发，而且随着岁月的流逝，白发会越发增多，到了60岁之后，头发几乎都会变白甚至还会出现掉发等特征。

二、老年期的生理功能变化

（一）贮备能力减少

全身组织器官及生理功能的退化会导致机体贮备能力下降。对于老年人来说，一旦环境发生变化或出现意外，人便会处于紧张状态，导致机体难以应付，进而影响其正常的生理功能。例如，老年人体内供应运动所需能源的糖原贮存不足，因此，老年人在运动时，机体不能及时供应所需能量，而出现低血糖，一旦出现重负荷或者意外事件，老年人便难以承担或应付。

（二）适应能力减弱

步入老年期，人体多种生理功能开始减退，导致机体内环境稳定性失调，进而引发各种功能障碍。例如，突然改变老年人的生活环境，老年人可能会出现睡眠质量下降、肠胃不适、呕吐等现象。

（三）反应能力减弱

人老了之后，其反应能力也变得慢起来了，这是自然规律，也是正常现象。这个时候，我们可能无法与老年人进行快速的交流。

（四）抵抗力下降

这是因为老年人生理功能（特别是免疫功能）的衰退与紊乱导致的。例如，老年人更容易患上某些传染性疾病像是流行性感冒和一些肠胃疾病，以及代谢紊乱性疾病、恶性肿瘤等。

（五）自理能力降低

随着年龄的增加，机体逐渐衰老，体力逐渐衰退，老年人开始变得行动迟缓、反应迟钝、腿脚不便，易发生意外事故，如容易摔倒、跌伤，被刀、剪刀割伤等。

三、老年人的主要器官功能变化

（一）心血管系统

心血管系统的功能变化包含心脏功能变化及血管功能变化。

伴随着机体的老化，心肌开始萎缩，心脏逐渐肥厚硬化、弹性降低，随着这些变化心脏收缩能力逐渐减弱，主要体现在心跳频率放缓以及心脏每次搏动输出血量减少两方面。心输出量降低，输送到各器官的血流量也会减少，那么，由于供血不足各器官功能的发挥就会受到影响。心输出量会随年龄的增长而减少，一般来说，到80岁时约减退为35%。

步入中老年，动脉硬化渐渐加剧，血管弹性开始下降，随之变化的是血管硬度增加、口径变小、外周阻力加强，从而使机体主要器官——心、脑、肾出现供血不足的情况，致使相应功能障碍。

如果是冠状动脉硬化，那么当供给心肌的血液不能得到满足时，便会引发冠心病，主要表现为心绞痛、心律失常或心肌梗死等。动脉硬化还可诱发高血压。这也就是为什么在老年人群中，冠心病和高血压病是心血管系统最常见的疾病。如果脑动脉硬化，脑血流量也就减少了。因为老年人的身体有一些特殊情况，所以，在这个过程中，其回流到老年人的脑里的血液量，也会发生改变。

（二）呼吸系统的变化

老年人的呼吸功能随年龄增加而明显降低。骨骼、韧带、胸部肌肉会逐渐萎缩、硬化。胸廓处于呼气状态，气管和肺组织弹性减弱，会形成肺水肿。肺活量从35岁开始逐步下降。因而老年人容易感染各种呼吸道疾病。

（三）消化系统的变化

老年人牙齿不好或脱落，食管、胃及肠运动能力较差，因而食管排空缓慢，胃排空时间延长，胃紧张度减弱，容易引起胃下垂。唾液、胃液、胰液、胆汁和肠液等消化液的分泌减少，又容易引起消化不良。

（四）泌尿生殖系统变化

一是膀胱肌萎缩，进而引发膀胱炎，导致纤维组织增生，膀胱容量减小；二是膀胱括约肌萎缩，泌尿功能减退，所以老年人容易出现尿频、尿失禁的现象；三是易膀胱憩室，前列腺增生引起排尿困难，易发生慢性尿潴留。

随着年龄的增长，老年人生殖系统的功能逐渐退化，性激素分泌减少。从更年期开始，女性生殖器官明显退化，月经停止，阴道局部抵抗力下降，易发生阴道炎等感染性疾病。男性生殖系统变化突出表现为睾丸组织萎缩，雄性激素分泌减少，内分泌紊乱，类似于女性更年期。常见性功能减退，自主神经功能紊乱如出汗异常，睡眠障碍及情绪变化等现象。

（五）内分泌系统的变化

包括甲状腺、脑垂体、胰岛、肾上腺和性腺等内分泌系统的功能变化。进入老年后期，内分泌系统变化最为明显的是性腺的萎缩和生殖能力的衰退。女性在45～50岁左右卵巢萎缩、停止排卵、开始绝经、雌激素分泌下降，由此导致的一系列症状称为更年期综合征。

（六）血液系统的变化

血细胞及骨髓的变化是老年人血液系统老化的主要表现。具体表现为：一是血红蛋白轻度减少，而红细胞平均容量、红细胞脆性以及铁蛋白均会增加；二是骨髓红细胞摄取的铁量减少了；三是白细胞和血小板数量较之青壮年相比正常或稍有偏低。

（七）神经系统的变化

主要表现为脑的重量减轻和神经细胞数目逐渐减少。人到老年期，脑重量大约会减少50～150克，脑细胞数减少20%～50%。脑细胞的减少，导致脑萎缩、脑室扩张、硬脑膜增厚、视网膜纤维化、神经纤维变细及萎缩退化。60岁以后这种变化更为明显。人老后，脑的生理学变化以脑血管硬化、血循环缓慢、脑血流量和氧耗量降低、脑血流阻力增加为主。由于这种变化，引起老年人记忆力减退，注意力不易集中，对外界的反应迟钝，出现对往事有记忆，对新近事物健忘的现象；部分老人往往因神经衰弱而导致失眠。由于脑功能失调而出现的智力衰退还易引发阿尔茨海默病。

四、老年人情绪与性格的变化

由于生活环境、工作环境的变化，神经系统退化造成老年人的情绪与性格的变化，进入老年期后更为突出。

（一）老年人情绪特征

情绪是对一系列主观认知经验的统称，是多种感觉、思想以及行为综合产生的心理以及生理状态。是人的内心世界的外在表达方式，最普遍、最常见的情绪有喜、怒、哀、乐、悲、惊、恐、爱等。一般来说，老年人比较多地表现失落感、孤独感、自卑感、抑郁感、恐惧感等消极的情绪和情感。

（二）老年人的性格特征

性格是指一个人对现实的稳定的态度，以及与这种态度相应的、习惯化了的行为方式中表现出来的人格特征。它是一种与社会相关最密切的个性心理特征，性格中包含着许多社会道德含义。在老年人经历的漫长岁月中，由于他们的遗传因素、所处环境、经济地位、文化背景、生活经历、受教育程度等条件不同，因而其性格表现千差万别。心理学家将他们的表现分进取型、安乐型、抑郁型、易怒型、自责型、偏执型、拘谨型、混合型等类型。

第二节　老年人运动对健康的影响

"生命在于运动"，是18世纪法国哲学家伏尔泰的一句名言。他认为，自然界的生命物质，都是在运动中发生发展的。如果运动停止了，生命也就结束了。人的生命靠运动维持，运动能够促进生命。

一、"生命在于运动"的含义

（一）生命在于运动的内涵

"生命的产生在于运动，运动是生命诞生的前提，没有物质运动就不会有生命的产生；生命的存在在于运动，运动也是生命存在的基础，要维持生命体存在，也离不开物质运动；生命的发展在于运动，运动又是生命发展的动力和源泉。"可以说，没有了运动，人就活不下去。

（二）生命在于运动的外延

生命运动不仅包括植物、动物、微生物运动，还包括人类生命体运动；对人体生命来说，不仅指机械运动，还包括物理运动、化学运动、社会运动和思维运动；不仅包括宏观的躯体运动，更包括微观的细胞运动、分子运动等诸多运动形式。所以说，"生命在于运动"。

（三）运动延缓衰老和增进健康

科学研究证明，老年人机体的结构和功能依然存在提高和改善的可能性。合理的体育锻炼能够使机体承受一定程度的运动负荷，促进血液循环，为身体组织细胞提供更多的氧气和营养物质，从而改善组织细胞的新陈代谢，增进各器官及系统功能对运动负荷的适应，来减轻机体的老年性退变而减慢其发展进程，以提高和改善老年人的生理机能，从而推迟衰老、增进健康。由此可见，运动锻炼对老年人的身体健康有着诸多有利影响。

二、有氧运动和无氧运动

（一）有氧运动

有氧运动是指人体在氧气充分供应的情况下进行的体育锻炼。人在较长时间进行运动，主要是耐力运动，可使心（循环系统）、肺（呼吸系统）得到充分地有效刺激，以提高心、肺功能，通过加快心跳和呼吸频率来满足运动中对氧的需求，实现运动中人体氧供需的动态平衡。从而让全身各组织、器官得到良好的氧气和营养供应，维持最佳状态。

健身的最佳方式是有氧运动，包括步行、快步走、慢跑、走跑交替、自行车、游泳、健身操、跳舞、跳绳、上下楼梯、划船、滑水、滑雪、太极拳以及非竞技性的球类运动等项目。其中步行、快步走、自行车、游泳、跳舞、健身操、跳绳、爬山等运动是有氧运动最常见的形式。有氧运动的方式是非常多样的，可以根据自己的喜好、条件选择。

有氧运动的要求是1357：1代表每天最好运动1次；3代表连续的有氧运动不少于30分钟；5代表如果不能天天保持有氧运动，则保证每周不能少于5次；7代表运动量。用170减去年龄，就是你运动过程中的心率数目。有氧运动进行得恰到好处，就是连续快走慢跑30分钟到1个小时的时候，你会感到适度的气短、心慌，但是可以完整地说一句话，而不是运动过度导致上气不接下气；如果运动30分钟以后毫无感觉那是运动量不够，一定要有适度的气短、心慌，但是还能完整地说一句话。

（二）无氧运动

无氧运动是指人体肌肉在无氧供能代谢状态下进行的运动，但日常中我们所认为的无氧运动是指"缺氧"状态下高强度剧烈的运动。如赛跑、跳高、跳远、举重、投掷、拔河、肌肉训练等。这些运动能使肌肉得到调节和锻炼，能量来源是肌肉糖原。

三、老年人缺乏运动生活质量低

也许老年人想周游世界、看看风景，也许老年人想学门新知识、扩展爱好，但无论计划多么周全，都一定要把运动提上日程，运动能为所有计划的实施打下健康的基础，让退休后的生活更有质量。

（一）老年人更要加强锻炼

生命在于运动，每周至少要有5次体育运动，每次至少半个小时的低强度运动。

（二）退休后应有一定的运动

退休后不运动的危害远远超出人们的想象。我国"婴儿潮"一代人现在已经进入退休状态，如今，我国60岁以上老年人口超过2亿，步入了老年社会。专家预计，如果这群老人运动起来，那么医疗开支将会大大降低。"有规律的适度运动可以减小骨折、高血压及糖尿病等疾病的风险，而这些是影响退休人群生活的主要疾病。"

四、运动减缓器官的老化速度

人体的各个器官都有很大的储备力，平时每个器官只有一部分在工作，只是在特殊情况下，才调动后备力量。随着年龄增加，各个器官的功能逐渐减退，如果平时再不活动，那么储备力量的减退速度就更快，在特殊情况下，就无法调动后备力量。所以平时活动量不大的老人，稍加活动，就会感到心慌、气急和疲乏，如果经常进行锻炼，就能使各器官保持一定的储备力，而功能的衰退速度也就会减慢。

（一）运动改善全身血液循环

老年人坚持进行运动养生，经常锻炼身体可有效提升心血管系统功能，显著延缓心血管系统的老化进程。

运动可以增强心脏功能，提高心肌兴奋性，增强心肌收缩力，增加心脏输出血量，心脏和全身的血管血液循环改善。因为长期运动可使心肌纤维逐渐发达而有力，增强血管壁的弹性，延缓动脉粥样硬化；心功能增强，血压及心率对各种情况的适应能力也会增强。

运动可以降低血脂、减少老年人心血管疾病的发病率。科学研究已证明，体育活动可降低血液总胆固醇含量，尤其是低密度脂蛋白胆固醇的含量，同时提高高密度脂蛋白胆固醇含量，达到清除沉积在血管壁上的胆固醇、防止动脉血管硬化的目的。

运动可以使冠状动脉分枝血管管腔增大，营养心脏的冠状动脉的口径会增粗，冠状动脉扩张，心脏的供血将会得到改善，心肌利用氧的能力提高。

运动还锻炼了血管收缩和舒张功能，加强血管壁细胞的氧供应，促进代谢酶活力，改善脂质代谢，降低血脂，延缓血管硬化，有助于控制老年人动脉粥样硬化发展，防治老年性高血压和冠心病。因此，运动对健康长寿极为有利。

（二）运动改善呼吸脏器的功能

老年人坚持进行运动养生，可使肺脏功能得到改善，吸氧能力得到提升。随着年龄的增长，人的呼吸系统将会发生三个最主要的变化：肺的弹性支持结构改变，呼吸肌力量减弱，肺的通气、换气功能下降，这些都会影响氧的运输能力。经常运动能够改善肺脏的通气、换气功能，增强呼吸肌的力量和耐力，增加肺通气量，提高肺泡张开率，从而保持肺组织的弹性以及胸廓的活动度。

人在运动时需要吸进更多的氧气，呼吸动作的幅度扩大，呼吸差增大，肺活量增加，呼吸深度加深，排出二氧化碳增加，使得肺活量增大，残气量减少，肺功能得到增强。另外，运动可以使呼吸肌变得强劲有力。随着呼吸器官功能的提升，肺内气体交换得到充分改善，血液含氧量增加，能量物质的氧化过程改善，进而促进全身新陈代谢。呼吸功能好，则有利于人体维持旺盛的精力，延缓机体的老化进程。

（三）运动增强胃肠道的消化和吸收

人体消化食物和吸收养分的主要器官是胃肠。由于肌肉活动的需要，人在运动时要消耗一定的能量，加强体内营养物质的消耗，并促进胃肠道蠕动，从而强化消化系统的功能，使整个机体的代谢增强，进而提高食欲。

运动还可改善血液循环、促进消化液的分泌，改善肝脏、胰腺功能，提高整个消化系统的功能，强化胃肠的消化、吸收能力，加速营养物质的吸收，保障中老年人的健康。

（四）运动改善肾脏"排污"功能

老年人坚持运动养生，可改善肾脏的血液供应，并提高肾脏排除代谢废物的能力，如在运动时排出尿素、肌酐、乳酸、酮体等增多，从而保持体内环境的恒定。同时还能加强肾脏对水和其他有益物质的重吸收作用。如在运动时由于排汗增加，体内就会缺水丢盐，于是肾脏对水和盐提高了重吸收作用以维持体内水、电解质的平衡。人体新陈代谢所产生的废物大部分是通过泌尿而排出体外。

运动能提高肾脏的功能，这是因为运动使新陈代谢旺盛，代谢废物大部分通过肾脏排泄活动，使肾机能得到很人锻炼。中医认为肾主骨，不少中老年人常见的骨质脱钙、骨质增生、关节挛缩等疾病，也可通过经常地锻炼而得以预防。

（五）运动增强内分泌腺的功能

运动对内分泌系统，尤其是对调节新陈代谢有重要作用的垂体——肾上腺系统和胰腺等消化腺的功能改善更为显著。在内分泌系统的调节下，持续锻炼可使身体结构和功能得到良好变化，如肌肉的丰硕、骨骼的健壮、韧带的柔韧、血管的弹性、心肌的增厚、毛细血管网的增多等。

（六）运动提高神经系统功能

运动对神经系统功能的有利影响主要表现在：一是促进脑部血液循环，二是改善大脑细胞的氧气和营养供应，三是延缓中枢神经系统的衰老过程，从而提高其工作效率。反复的肌肉活动训练，可完善神经系统兴奋和抑制的调节能力，从而使神经系统的调节功能得到改善，并使神经系统对人体活动时错综复杂的变化作出及时判断，从而作出协调、准确、迅速的反应。

体育锻炼能让机体的每一种非条件反射在接收外界各种各样的刺激后，将二者结合并建立相应的条件反射，从而达到头脑发达、思维敏捷、提神健脑的目的。

此外，运动对神经系统的良好影响，主要在于它是一种积极的休息。经过长时间的脑力劳动后，人会感到疲劳，这时参加短时间体育运动，可以有效转移大脑皮层的兴奋中心，让原来高度兴奋的神经细胞好好休息，同时补充脑部氧气和营养物质的供应。而脑组织所需氧气和营养物质的供给又完全依赖于血液循环、呼吸和消化系统。体育锻炼在很大程度上改善了这些系统的功能，提高了它们的工作效率，从而促进了脑血液循环，改善了脑组织的氧气和营养物质供应，使脑组织的工作效率有了显著提高。

（七）适量运动提高机体免疫力

免疫力是人体自身的防御机制，是人体识别和消灭外来侵入的任何异物（病毒、细菌等），处理衰老、损伤、死亡、变性的自身细胞，以及识别和处理体内突变细胞和病毒感染细胞的能力，是人体识别和排除"异己"的生理反应。

适量运动可以激发人体免疫系统的应激能力，延缓免疫器官的衰老，以增强免疫功能。一个为期3个月的适量运动计划使一组年龄为65～85岁老人的免疫力增强，呼吸道感染的发病率降低，他们由于呼吸道感染而住院的天数比同龄对照组明显减少。实践出真知，专家们总结出一条规律：机体衰老→免疫力降低、体育锻炼→提高免疫力、增强健康→延缓衰老。

因为运动对免疫系统的影响是一把双刃剑，适量运动能提高免疫力，而运动过量可使免疫力下降，所以我们强调适量运动。过度运动对于免疫系统反而会造成伤害，而适度的中强度运动却能提高免疫力，有效对抗病毒或细菌的感染，减少感冒的发生及感冒引起的扁桃体炎、咽炎、气管炎、肺炎等疾病，以及因气管炎引发的肺气肿、肺心病等。

时常运动可使白细胞数量增加、活性增强，增强机体免疫能力，提高人体对疾病的抵抗力。可以使中老年人保持充沛精力和旺盛生命力，延缓老化过程，健康长寿。

五、运动改善老年人的体形体态

这里说的体态主要是指全身及各主要部位的姿势是否优美端正。包括整个身体各个部位是否匀称、平衡、协调、和谐，以及主要肌肉是否线条优美。

（一）运动促进减肥瘦身运动是脂肪的"助燃剂"

无论是"燃烧脂肪"还是"燃烧热量"，这些说法都不过是消耗身体能量的一个形象的比喻。身体里的能量以多种方式存在，比较轻松的运动只让身体里的糖转化成能量，只有当运动达到一定的强度，才会动用到身体里的脂肪。可以说，"运动"就好比是一种脂肪燃烧的"助燃剂"，运动的时间越长，强度越大，那么脂肪就会燃烧得越快，就会转变成水汽蒸发掉，消除一身赘肉。的确如此，每天坚持快步走30分钟就是一个有效减肥的例子，这种方式适合于任何一个想要消耗更多能量的人。

当人在运动的时候，身体里的能量必须被消耗以满足行为需要，这样才会继续让腿向前迈进，让胳膊配合平衡。

（二）运动让老年人精神焕发

运动时身体血液循环加速，增加皮肤血液的微循环，使皮肤血液循环加强，增加皮肤养分的交换，使营养物质氧的供应充分，新陈代谢旺盛，更有弹性、更红润；表皮微循环增加了对毛囊的营养物质的提供，会使头发变得更光亮。

（三）运动可使老年人皮肤更光洁

运动时体内通过皮肤的毛囊排除大量的汗水，同时体内又补充大量的水分。这样不但可以真正地深层清理毛囊，还可以增加皮肤细胞内的水分交换，使皮肤更光滑和清洁（有时候脸部皮肤会有粗糙的感觉，但一次有氧训练结束，皮肤就会变得非常光滑）。水分的交换帮助体内有效地排除毒素，这就是排毒养颜的过程。通过健身还可以掌握更多营养学方面的知识，蛋白质和碳水化合物的合理摄入也会促进自我调理肌肤。同时健身又可以提高性生活的质量，性生活质量也是皮肤好坏的关键。性生活不好，会使皮肤粗糙干燥，中医讲叫"阴阳不调"就是如此。

六、老年人运动使新陈代谢加快

生物体与外界环境之间的物质和能量交换，以及生物体内物质和能量的转变过程叫作新陈代谢。任何活着的生物都必须不断地吃东西、积累能量、排泄废物、消耗能量，这种生物体内与外界不断地进行物质和能量交换的过程，就叫作新陈代谢。

（一）老年人新陈代谢逐渐缓慢

儿童、青少年正在长身体的过程中，需要更多的物质来建造自身的机体，因此新陈代谢旺盛，同化作用占主导位置。

进入老年期，人体机能逐渐退化，新陈代谢日趋缓慢，同化作用与异化作用的主次关系也随之转化。当进入中老年时期以后，由于新陈代谢明显降低，各器官的功能就逐步发生了一系列老年性改变。新陈代谢是生命体不断进行自我更新的过程，如果新陈代谢停止了，生命也就结束了。

（二）运动使老年人新陈代谢加快

老年人运动时消耗能量多，所以所需能量增加，所以新陈代谢加快，这是发生在全身的，不只是一个器官或某一系统。人体内各种复杂的生命活动能够正常进行，是因为人的各大系统协调配合。由此可见，体育锻炼对中老年健康有明显影响和效益。

七、老年人运动利于适应自然环境

运动可以增强身体素质，提高机体抵抗力以及对自然环境的适应能力，以有效预防疾病的发生。

（一）锻炼中接触自然界刺激因素

老年人进行体育锻炼时，外界的各种因素也会对人体产生作用，如日光的照射、空气和温度的变化以及水的刺激等，都会提高人体对外界环境的适应能力。

（二）运动提高人体的应变能力

运动可以提高人对复杂多变的环境的应变能力。经常锻炼，人的大脑皮质对各种刺激的分析综合能力会变强，判断空间、时间和体位的能力会增强，从而感觉变得敏锐、视野逐渐开阔，并能提高判断准确率，增加反应灵敏度。另外，经常在严寒和炎热环境中运动，可以增强机体调节体温的能力，提高身体应对气温急剧变化的适应能力。

八、老年人运动促进心理健康

运动可以调节人的心理活动，陶冶人的美好情操。社会调查表明，长寿老人都具有参加体力活动、家务劳动和体育运动的特点，是值得我们仿效的。现在社区老人活动中心、老人活动室相继建立，既有文娱活动又有体育锻炼场地。老人应积极参加，自选适宜自身的运动，如气功、太极拳、散步等。

体育锻炼对老年人心理健康有直接影响。

（一）强化认知功能

经常参加体育锻炼有利于形成正确的世界观和人生目标以及健康、积极、进取向上的人格。体育运动能提高心理耐挫水平，在遇到挫折和困难时能正确地加以面对和处理，形成高尚的人格和独特的个性。同时，体育运动可以提高自信心，增强自尊心，提升自豪感，树立自强意识。在体育活动中，人可以得到安慰和满足，而改变个人精神面貌。

以阿尔茨海默病为例，从痴呆和非痴呆老年人两组人群的过去和目前的行为因素来看，参加体育锻炼的老年人患阿尔茨海默病的比例，要远远低于不参加体育锻炼的患阿尔茨海默病的比例。

（二）降低负面情绪

体育项目的多样性为人们调节多种心理障碍、形成健康心理提供有利条件。科学家曾做过调查，发现多数优秀运动员都有良好修养，其主要表现在性格开朗、情绪稳定，有很强的自制能力，能应付各种突发情况。这种良好性格的形成，无一不与锻炼密切相关。

研究证实：体育锻炼能调节大脑皮质的兴奋中枢与抑制中枢，使人的兴奋和抑制趋于平衡：能增强神经系统的灵活性与适应性，从而使大脑皮质能更好地控制人的各项生理机能和协调人的情感。可见，经常参加体育活动，不但能增强体质，而且有益于养成良好的性格。

不同的项目有着不同的锻炼价值，对人的心理也会产生不同的影响。根据各种体育项目的特征，适时地、有针对性地选择并进行体育锻炼，会收到意想不到的效果。休闲健身、静养性锻炼、经济保健、健康状况、家庭支持、受教育程度都是与老年人负面情绪显著负相关的变量，经常参与静养性锻炼，会大大减少老年人负性情绪的发生。此外，经济有保障、健康状况良好、受过良好教育者也是减少老年人负面情绪的重要因素。

第三节　老年人运动对疾病的预防

一、运动是世上最好的安定剂

美国医生怀特说："运动是世界上最好的安定剂。"因为体育运动可促进脑血循环，改善大脑细胞氧气和营养的供应，推迟中枢神经细胞的衰老进程，提高工作效率。特别是那些轻松的运动，能够缓解神经肌肉紧张，使人精神愉快、放松镇静，对失眠、高血压、情绪抑郁、神经官能症等都有显著地治疗作用。

近几年，神经心理学家通过实验证实，肌肉紧张与人的情绪状态关系密切。不良情绪通常随着骨骼肌肉及内脏肌肉绷紧的现象而产生，体育运动能使肌肉在一张一弛中逐渐得到放松，有效减轻肌肉紧张，从而减少不良情绪的发生。

二、运动使头脑清醒、思维敏捷

体育锻炼能增强中枢神经系统及其主导部分大脑皮质的兴奋性，或抑制兴奋，以改善神经传导过程的均衡性及灵活性，提高大脑分析的综合能力。近年来研究还证实，人类在大多数情况下，大脑的功能并不随年龄的递增而发生很大的变化，老年人的思维和学习能力并不减退。但老年人要智力不衰，关键在于不间断地进行体力及脑力劳动。体育活动可以改善肌体和内脏机能，促进全身的血液循环，改善大脑的营养状况。

三、运动增强老年人体质

老年人经常运动不仅增强体质，使肌肉强壮有力，关节灵活，动作敏捷，还能增强各器官的功能，预防高血压、动脉粥样硬化、冠心病、颈椎病等。

有些从事体力劳动的老年人认为，自己在日常工作中身体活动强度大、体力的消耗严重，与那些坐办公室长时间缺乏体力活动的脑力劳动的人不一样，体力劳动之后进行健身运动会使机体的疲劳更加严重，或者认为今天体力劳动一天等于身体活动一天，因此可以不必再进行什么运动健身活动了。专家指出，这种观念是错误的，带有很大的局限性和片面性。

四、老年人长期不运动可能会导致的问题

不管是年轻人还是老年人，长期运动对身体都是有益的，若长期不运动将有可能会出现心肺功能下降，脊椎和腰部及脖子等全身器官及血管出现病症，心脏功能的减退。现在普遍存在的老年病有冠心病和高血压等，种种病症的出现会影响人的消化系统的不良症状，如腹胀、便秘、食欲不振等，甚至会导致人心理压抑，脾气暴躁，浑身无力的症状。

总之，长期不运动对老年人生活的影响非常大，不仅会造成身体的问题，同时也会对引起心理的问题。因此，每天必须抽出一定的时间参加体育锻炼。

第四节　老年人运动健身的注意事项

众所周知，老年人经常运动可以帮助身体各方面的机能保持良好运转的状态。做好健身运动是实现老年人健康的主要途径之一。但是老年人在运动时容易引发一些异常情况和多种疾病，因此要注意保护自己。选择安全的运动方式，确保运动中的安全。

一、老年人运动锻炼讲科学

如果说过去运动锻炼的旗帜是"生命在于运动"而现今的锻炼口号应该是"生命在于科学运动"，就是说运动要讲科学。要科学就要因人而异，使我们的锻炼内容方法同我们自己的实际相适应。适当运动强身健体；剧烈运动有损健康；养生保健动静并用。

总之，养生保健的"静"与"动"既对立又统一，不可把两者迥然分开，要动静并重，不可偏颇，正所谓"心神以静为宜，躯体以动为主"。

二、老年人运动健身的五大原则

如今，老年人越来越注重锻炼身体，让自己的身体更加健康有活力，所以喜欢体育锻炼的老人也逐渐增加。虽然大多数人选择的运动项目强度

较小，但不正确的锻炼方式依然会导致多种疾病，尤其是软组织的损伤。进入老年期，软组织退化较快，损伤后不易恢复，所以，老年人参加体育活动，要尽量选择负荷较小的项目，且要量力而行，要懂得不同运动项目的特点与注意事项，坚持不懈。老年人还应遵循世界卫生组织（WHO）发布的有关《老年人锻炼的五项指导原则》。

（一）应特别重视有助于心血管健康的运动

散步、慢跑、骑车、游泳等运动有助于心血管健康。心血管疾病已成为威胁老年人健康的"第一杀手"，老年人应有意识地锻炼心血管。为保证心血管能够得到有效锻炼，有条件的老年人每周都应进行3~5次、每次30~60分钟的不同类型的运动，强度由温和到稍剧烈，可增加40%~85%的心跳频率。年龄较大或体能较差的老人每次20~30分钟亦可，但锻炼的效果稍差。

（二）应重视从事重量训练

旧观点认为，老年人不宜进行重量训练，实际上，适度的重量训练对防止肌肉萎缩、减缓骨质丧失、维持各器官的功能正常均有积极作用。老年人应选择轻量、安全的重量训练，如握小杠铃、拉轻型弹簧带、举小沙袋等，且每次时间切勿太长，以免致伤。

（三）注意维持体能运动的"平衡"

体能运动的"平衡"包括肌肉伸展、弹性训练、重量训练等。建议视个人状况决定如何搭配，其中年龄是最重要的考虑因素之一。适度的运动对老年人同样重要，但没有哪一项单一的运动适于任何人。

（四）高龄老人和体质衰弱者也应参与运动

传统观念认为高龄老人（80岁以上者）和体质衰弱者参加运动往往弊大于利。但新的健身观点却鼓励高龄老人和体质衰弱者应尽可能多地参与体育锻炼，因为久坐（或久卧）不动意味着加速老化。

（五）关注与锻炼相关的心理因素

对老年健身者而言，持之以恒的锻炼也许比年轻人更为重要。遗憾的是，因为体质较弱、体能较差、意志力偏弱或因伤痛困扰，大多数老年人在锻炼时常常会产生一些负面情绪，致使锻炼不能达到预期效果，而使老年健身者"三天打鱼，两天晒网"，甚至半途而废。健身指导者应在为老人制订科学健身计划的同时，还须注意可能出现的不良情绪。

三、运动锻炼的持续时间

老年人运动若无不适感，下面几种不同运动锻炼的持续时间安排大致如下。

（1）慢跑。每天1次，距离1500～2000米，速度约为每分钟100米，时间为15～20分钟。此种锻炼只限于健康状况稳定的老年人。

（2）步行。每天1～2次，每次步行距离2000～3000米，时间为30分钟左右。可逐渐增加步行速度和持续时间，要持之以恒。步行时应选择平坦路，步幅均匀，步态稳定，呼吸自然，防止跌跤。

（3）走跑交替。每天1～2次，每次走跑距离2000～3000米，时间为20～30分钟。先步行1分钟，然后跑0～5分钟。反复交替进行。

（4）简化太极拳。每日练习1～2次，每次练习一套。练习时要求动作缓慢、柔和、连贯，思想集中，如不能完成全套动作，分节练习亦可。

（5）气功。练习放松功，以卧式为主，配合坐功，强调放松、安静。每日练习2次，每次20分钟左右。

（6）综合性医疗活动。通过上述锻炼后，身体已经适应且心功能尚好的人，可逐步采用综合医疗活动，内容包括准备活动，四肢及躯干运动如广播操、简单的球类运动等，以及慢跑等全面锻炼，最后进行放松活动，每天下午进行，每次时间40分钟左右。

四、老年人锻炼方法的合理安排

老年人的锻炼方法是多样的，可根据老人身体条件，选择适宜的锻炼方法。老年人锻炼不能急于加大活动量，应该渐进式地增加和调整治疗方案。

老年人锻炼方法的合理安排是：有氧训练为主；器械训练为辅；集体活动配合。

五、日常老年人运动应该讲究平衡

（一）老人运动要讲究平衡

运动利于身体健康，对于老人来说，适当运动有益于延年益寿。但是，老人运动要注意讲究平衡，不然会适得其反。每一种健身方法都具有专一性和局限性，选择过于单一的方法效果可能欠佳，应选择各部位的平衡运动或交替运动。

（二）八大平衡交替运动

（1）脑体平衡。除了进行诸如走步、跑步、打球等的体力锻炼外，还要交替进行诸如写作、练书法、上网、打牌、下棋等的脑力锻炼。既增强体力又延缓大脑衰老，但切忌过度脑力或体力锻炼。

（2）动静平衡。要保证充足的睡眠及休息时间，还要做冥想、打坐等能使全身肌肉得到放松的锻炼。

（3）上下平衡。即上肢和下肢的锻炼要均衡、协调。

（4）前后平衡。除向前运动外，向后的运动，如后走、反弓、仰泳等能够加强劣势肌肉韧带。前后平衡可以避免很多疾病。

（5）左右平衡。每个人都有处于优势的手或腿，且经常使用，相对应的手或脚则处于劣势，一般不用。左右交替运动可以使左右肢体得到平衡发展，更关键的是，大脑左右两半球也可以得到平衡发展。

（6）快慢平衡。即快速运动和慢速运动交替进行，如快、慢节奏交替的舞蹈，慢走和快走交替进行等，都可以锻炼机体的各种代谢机能。

（7）冷热平衡。在不同的温度下进行锻炼，可以提高机体免疫力及心血管平滑肌的舒缩，对于机体的好处是任何药物都不能替代的。在温差达30℃的数九寒冬和盛夏暑伏锻炼都是必要的。

（8）老年人可以选择其中数种组合。不要过分强调某一种方法的优点，也不要不重视任何一种方法的缺点。

老年人可以选择其中数种组合。

六、老年人要运动不要"暴动"

运动的本质是为了提高身体素质，发掘自己的潜能，从而更准确地了解自己。老年人一般从事的健身活动不具对抗性，危险性也小，但是如果心血来潮，突然"暴动"（做剧烈运动），也最容易出事，如发生危险导致休克，严重者甚至猝死。专家强调老年人要搞健身运动不要"暴动"。

（一）老年人过量运动超过自身承受负荷导致出现意外伤害

1998年开展长跑运动，北京有单位组织老头老太爬香山，而且一清早就去，"谁快谁长寿"。结果，有据可查，跑死了4个老头。

锻炼身体还是在冒着生命危险做运动？这种有百害而无一利的活动死亡率是很高的，是医学上最忌讳的。如果你不长跑可能死不了，如果你不爬山可能也死不了，跑了步，又爬了山，结果是自己害了自己，这是死于无知。

76岁的南京市民黄奶奶，每天风雨无阻要跳上3个小时广场舞。23日早上，她在跳广场舞时，突然出现胸痛、胸闷等心肌梗死症状，幸得以及时入院抢救才转危为安。老人运动时间太长，身体会释放大量激素分解蛋白，补充过度运动的能量需要，就会加速器官衰老，一旦超出心脏负荷能力，还会导致心脏功能退化。如果60岁以上的老年人血压在150/90毫米汞柱以上的，跳舞时间过长，就会导致血压升高，心脏收缩能力加强，将加大对氧的消耗，可能引起心绞痛。

随着年龄的增长，老年人心脏血管的代偿功能也有所退化，在进行负重的、突然爆发性的运动时，如举哑铃、拉拉力器等，心脏为了供血给运动中的肌肉，进行强力的收缩。此时，心率短时间内提高了20～30次/分。这样的行为对于心脏有问题的老年人来说，是不可取的。在做上肢突发性的爆发运动时，由于血管收缩的不平衡，容易诱发心脏病的发作。

（二）运动健身，要量力而行

老年人进行健身运动时，既要考虑年龄因素，也不可忽视自己的身体条件。人在剧烈运动时，心跳提速，肌肉、毛细血管扩张，血流加速；如果突然停止运动，肌肉就会停止收缩，肌肉中的血液将不能正常流回心脏，导致血压降低、脑部暂时缺血，可能出现心慌气短、头晕眼花，甚至休克的现象。

有些老人平时不锻炼，但在阳光灿烂的日子里，突发锻炼兴趣，锻炼得大汗淋漓，气喘吁吁。专家指出，这种即兴锻炼型的偶尔健身，相当于饮食中的暴饮暴食，很伤身体。

七、老年人运动健身有禁忌

老年人健身运动的方式多，可选择一两种适合自己、能够承受的运动项目。而且，在运动中，既要知道一些运动的好处，也要知道一些运动的禁忌。

忌争强好胜。无论进行哪项运动，重在参与，切忌争强好胜、与别人争高低，激烈竞赛不仅体力承受不了，还极易发生意外。

忌负重憋气。大多数老年人都有肺气肿，如果运动时憋气用力，肺泡容易破裂而引发气胸。另外，憋气也易加重心脏负担，导致胸闷、心悸。憋气时，胸腔内的压力会升高，回心血量养活脑供血就会减少，此时极易头晕目眩，甚至昏厥。而且，憋气完毕，随着胸腔内压降低回心血量突然增加，随之血压升高，易引发脑血管意外。所以，老年人不宜参加像引体向上、举重、硬气功、拔河、爬绳等需要憋气的运动项目。

忌头位剧变。老年人协调性差、平衡力差、肢体移动迟钝，如果进行前俯后仰、侧头低脚高、脚朝上倒立、各种翻滚、侧倒旁弯等动作，会使血液流向头部，由于老年人血管壁硬、弹性差，极易血管破裂而引起脑溢血；恢复正常站立后，血液会快速流向躯干和下肢，就会造成脑部贫血，导致两眼发黑、站立不稳甚至摔倒。

切忌活动量过大。运动应循序渐进，切忌急于求成。锻炼初期，逐渐增加运动量，每周锻炼至少3次，每次不要多于20分钟；后期逐步增加锻炼次数和每次锻炼的时间，并且坚持不懈。

切忌一曝十寒。老年人运动无需时间过长，坚持每天抽出一定的时间运动健身即可，如第一天抽出10分钟运动健身，第二天则可以抽出15分钟来进行。这样的话，时间累计会越来越多，自然地运动健身也会因此而成为好习惯，并坚持下来。

老年人体育锻炼要讲规则。最好选择老年人的体育活动内容，如太极拳、散步、保健操、慢跑、游泳、气功等项目。切忌选择力量型和速度型的运动项目，不要亦步亦趋。

八、老年人锻炼须加强自我保护

老年人锻炼，自我保护最重要。开始锻炼之前，首先要学习运动的安全知识，了解不同季节的气候特点和不同运动项目的内容，使锻炼的内容、方法同老人的实际相适应。此外最好去医院做一次健康检查，认真听取医生的意见或建议，因为运动医学研究表明，运动中猝死者一部分人死于对运动安全常识的无知，而另一多半是体内潜藏着某些危险的疾病而不自知，有利于自我保护、安全的运动必须。

（一）选择合适的环境

（1）锻炼时间。不少老年人晨练时间不要出门太早（5点左右），比如冬天，老年人视力不佳，摸黑出门锻炼，可能较为困难。另外，起得太早，睡眠时间不够，大量运动会使身体受不了。

患有高血压的老年人都在不同程度上出现动脉粥样硬化，对气温急剧下降的适应能力差，易受寒冷刺激发生痉挛、血管收缩。加之经过一夜睡眠，血液黏稠度高，血液循环阻力增加。如果一早进行大运动量锻炼，会导致心跳加快，心肌耗氧量增加，促使血压升高，血管张力增加，容易发生心肌梗死、脑梗死、脑溢血，以及致命性心律失常等严重情况。

此外，清晨老年人冠状动脉张力和交感神经兴奋性均较高。心肌梗死等猝发性心脏病的发作在一天中有两个高峰：起床后1~2小时和此后的10~12小时，尤以第一个高峰更为明显。高血压也有这种双高峰规律，即上午7~9点和下午3~5点时血压升高，以致脑卒中在这两个时间段也呈高发现象。因此，运动时应避开"高峰"，有明显心血管病的患者，应在傍晚4~6时左右活动。此时是人体精神、体力、心肺功能最佳时间，适宜运动。

（2）选好锻炼选好地点。因为老年人协调反应能力较差，平衡能力也较差，所以锻炼地点不宜选在闹市区或人员流动较大的场所，最好选择公园或绿化地带、湖畔、海滨、河沿或草坪等避风向阳、温暖安静、空气新鲜的旷野。老人在气流通畅、阳光充足的室外锻炼，可接受紫、红外线的健身作用。如确实不具备上述条件，也可选择在室内进行锻炼，但要注意通风，保持室内空气新鲜。

（3）注意天气变化。老年人对外界自然环境的变化没有较高的适应能力，秋天温差较大，要根据气温变化随时增减衣物，避免感冒。秋季早晚气温低，而锻炼时一般出汗较多，稍不注意就有受凉感冒的危险。因此，不要穿着单衣到户外去活动。另外在冬天，如果天气骤变，诸如大风大雪等恶劣天气，应在室内锻炼。

（二）体育锻炼需科学适量

运动过量常诱发意外或疾病。老年人为了安全，锻炼一定要科学且适量，一定要控制心率在安全范围以内，切忌过量。一般来说，中老年人运动时间每次不要超过15分钟。锻炼至身体有些发热、微微出汗，且锻炼后精神饱满、睡眠良好、食欲佳、兴趣高，则说明运动量较合适。

锻炼不宜剧烈。老年人切忌进行剧烈锻炼，运动过于剧烈易诱发心、肺疾病。如果疲乏倦怠，不想再锻炼，切不可勉强坚持，此时要适可而止，量力而为。老年人体弱，适应性差，运动应量力而行、循序渐进。

此外，锻炼前定要热身。晨起后，老年人肌肉松弛、四肢不协调、关节韧带僵硬，故锻炼前要先活动一下身体，例如扭扭腰、抬抬腿，以放松肌肉、活动关节，增加运动的兴奋性，防止因骤然锻炼而引发的意外损伤。

（三）提防意外的发生

（1）锻炼结伴而行。老人锻炼切忌单独行动，最好结伴而行，或由家人陪同，带上手机之类的通讯工具，一旦出现意外，方便急救。

（2）带上急救药品。有病的老人要带上预防冠心病突发的、血管扩张的对症抢救药物，如救心丸、藿香正气水、十滴水、创可贴等。在运动中如果出现胸闷、胸痛、心慌、头晕眼花等症时，要立即停止运动，遵循医嘱服药；最好请医生检查，以确保安全。

（3）佩带个人信息牌。老人锻炼时还应带上写有家庭住址及紧急联络人电话的信息牌，最好可以把患病情况写上，这样更方便救助。

第七章
老年人体适能健康运动——太极拳

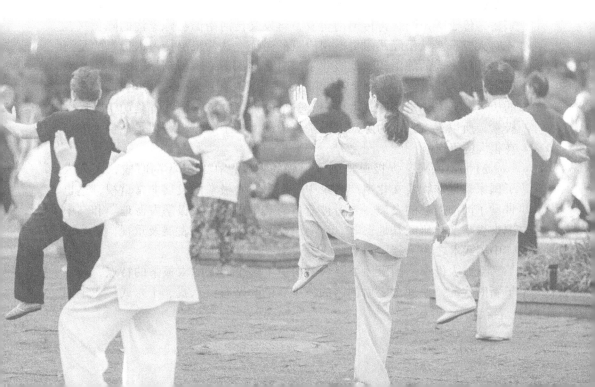

太极拳是我国传统的健身项目，是我国的国粹。太极拳结合了很多流派的拳法，融合导引吐纳，进行腹式呼吸。进行太极拳练习，虽然练得汗流浃背，但是并不感觉到气喘和疲累。太极拳融合了经络学说，它是以阴阳为基础进行内外修炼，结合了意识形态，意识指导动作，同呼吸很好的配合，刚柔并济。练习太极拳是，注意力要集中，动作连贯，达到身心合一。很长一段时间以来，太极拳在国内外都深受人们的喜爱，近年来，随着体育健身业的发展兴起，太极拳备受关注。对于太极拳对于老年人体适能的影响，开始进入人们的视野。体育健身领域开始关注太极拳对机体骨骼和肌肉、神经系统、呼吸系统等的积极影响。

太极拳运动更适宜于老年人练习，它是一种简单而又高深、对老年人体适能的增强有强大作用的健身形式，本章就对太极拳进行研究，供大家参考。

第一节　太极拳概述

一、太极拳起源

关于太极拳的历史，过去有很多种说法，比较流行的有三种。一是太极拳始创于宋代的张三丰，为内家拳之首。二是太极拳始于明末清初的王宗岳，传于陈州同，再传河南蒋发，蒋发又传河南温县陈家沟的陈长兴，才有太极拳。三是经武术史学家唐豪的考证，认为最早传习太极拳的是河南温县陈家沟的陈王廷，他吸收了当时著名的拳法，特别是戚继光的长拳三十二式，并结合古代的导引术和经络学说编成太极拳，迄今已有400多年的历史，后人称之为陈式太极拳。其他的许多太极拳流派都是源于陈氏太极拳，所以很多人认为陈氏太极拳是中国太极拳的鼻祖，但是在学术界存在很大的争议。

21世纪以来，太极拳得到了很好的发展，在2006年的时候，被列入了国家首批非物质文化遗产名录中。国家对太极拳的发展非常重视，这也带动了河南温县的发展，先后被命名为"中国武术太极拳发源地"和"中国太极拳文化研究基地"等。河南温县因为太极拳的发展及重视，成为了"中国武术之乡"。

新派太极拳是国家体委综合了历史上多个门派的太极拳的特点，融入了新时代的一些理念之后创制的。主要的套路有：八式、十六式、二十四式、三十二式、四十二式等。太极拳的艺术形式与中国古典的道家思想有着剪不断理还乱的联系。太极拳是中国的辩证思想同艺术形式以及武术形式的有机融合。太极拳蕴含了养生、道法、思辨、贵生、修身等思想，主张以柔克刚，四两拨千斤等章法，是道家思想的发展和传承。

二、太极拳更适宜于老年人运动

（一）用意不用力，以心行气

太极拳是用意练意的拳，也是行气练气的拳。练拳时要"以心行气"，即心为发令者，气为奉令而行的"传旗"；一举一动都要用意不用力，先意动而后形动，这样才能做到引"意到气到"，动作才能沉着，久练之后气才能收敛入骨，达到行气最深入的功夫。太极拳可以说是一种意气运动，以心行气、以气运身和用意不用力，是太极拳的一大特点。

太极拳谱上的一些规定也体现了太极拳的这一特点。

（1）用心养气，沉着冷静，运气入骨。

（2）用气练身，身体顺遂，身心合一。

（3）心为令、气为旗，气以直养而无害。

（4）全身意在神，不在气，在气则滞。

（二）松柔缓慢

在练太极拳时，绝对不能有丝毫强项、努目、挺胸、拔腰等紧张状态，整个身体必须做到无处不松。同时太极拳是一种柔性武术，始终以锻炼柔劲为主，运动时使呼吸不过于急促，也不会消耗过多的体力，身体较弱或者是患病初愈的人作为保健进行练习。

练习太极拳，主要以慢动作为主，缓慢是太极拳运动的一个动作特点。

（三）连贯、和谐

连贯性要求我们在练习太极拳的时候各个部分的衔接都要顺畅，浑然一体，而不能出现停顿、卡顿的现象。这就要求在练习太极拳的时候有如顺水行舟，一气呵成，连贯的特点就是这个意思。

和谐就是指，练习太极拳需要身体各个部分的配合，从头到脚每一个部位都要与太极拳达成一致，动中有静，静中有动。太极拳的动作要求六合——内三合和外三合，上下左右、前前后后、从头到脚的和谐以及遥相呼应。最重要的是练习者的呼吸和思想要能与各个部分、章节的动作统一起来。

（四）呼吸自然

在练习太极拳的时候，我们的呼吸要自然，配合着动作，始于自然，而不是要去可以的迎合。有一位太极拳的大家这样说过："太极拳呼吸之道，主要是气沉丹田，鼓荡丹田内息，以与连绵不断之动作相应，我不主张配合呼吸，而是主张自然呼吸，练拳自然了，呼吸会去配合上。切记配合上了，一定会很自然。若专在配合上注意，反而配合不好，且往往练出病来"。太极拳的呼吸方法是有科学的生理学的依据的，也有人曾经说过："要和动作相配合，是不太合理的。"因为太极拳的动作要求缓慢一个动作中，或者是一个"开、合"中，不止有一次呼吸，有的甚至能达到2～3次呼吸，如果强迫呼吸和动作相配合，是不自然的，也是不合理的。

（五）迈步如猫行、运劲如抽丝

太极拳的运步方法，就如同猫走步一样，灵活稳健，提起灵活，落步稳健。慢中有序，不发出任何的声音，让人感到厚重而沉着。太极拳的运劲方法是四两拨千斤，动起来如同抽丝般轻柔，细致而平稳。迈步如猫行，运劲如抽丝，如此自然拳味醇厚，韵味无穷。

（六）圆形运动

太极拳各个动作要走弧线，由于动作的前后连贯，弧线往往相接，自然就成为圆形动作了。"处处走弧线、处处是圆形"是太极拳的特点之一。由无数的大小圆圈连贯而组成一套太极拳法，推手时也就在练习这无数的大小圆圈。太极拳的这一特点还要与上述各特点相配合，方能发挥出运动效果，否则就同于一般的圆形动作了。

三、太极拳健身原理和价值

（一）太极拳可以使老年人骨骼和肌肉强健

老年人在练习太极拳要虚灵顶劲、头容正直，含胸拔背，立身中正、支撑八面，这样就使身体中正而平衡，不偏不倚，保持人体骨骼的正直。动作轻灵圆活、柔软舒展、绵绵不断，使骨骼的生长及关节的转动，不受外力压制，也使关节和全身骨骼、肌肉得到平衡锻炼。同时，因为太极是全身运动，还能促进身体新陈代谢，增加骨质中的胶质，从而增强骨骼的弹性。运动不剧烈，骨骼和关节不会超正常的磨损，并且因为矿物质大量沉积，使骨骼更加坚韧。

太极拳锻炼肌肉的方法是避免肌肉的过度紧张，一虚一实、一张一弛，使身体各部分肌肉轮换运动和休息。其用意是支配肌肉的收缩和舒张，同时在心绪安静的状态下，留意外来的对肌肉的刺激，使肌肉顺应灵活。太极拳温和、自然地锻炼着肌肉纤维组织，增强其坚韧性，并调节肌肉中的脂肪成分。练太极拳有所成者，肌肉丰满、柔软、沉重且富有弹性，"如棉裹铁"，柔中有刚、刚柔相济。若全身肌肉健全、骨骼强健、生活机能强盛，身体自然健康。

（二）太极拳对老年人呼吸系统的健康作用

老年人太极拳的动作，除了身体动作之外，也包括了有节律的均匀的呼吸运动，特别是横膈运动，运用腹式呼吸法，对于提高我们的肺部功能，大有裨益。太极拳使肺脏的呼吸运动，跟随着动作的开合、转换，或张或弛，而得到充分的呼吸调节。由于这种调节作用，体内的新陈代谢机能自然亢进，长久的操练，可以养成耐劳的习惯。有肺病的人可以通过练习太极拳使病情好转，是一项较为适宜的运动。

（三）太极拳对老年人神经系统的影响

神经系统对于老年人的身体和生活至关重要，它是为我们身体的感官服务的，是调节和支配我们身体器官以及感官的中枢系统。若我们希望自己的动作活泼，感觉灵敏，思维缜密，就必须要锻炼神经系统的机能。太极拳是理想的运动，既操练体力也操练脑力。练拳的时候，意识所到之处，行动也随之到达，太极拳的动作，灵活柔和，要练到感觉灵敏，即拳经上所说"一羽不能加，蝇虫不能落"。推手时，要练到能够"懂劲""听劲"，对力来的大小方向都能知觉，才能制人而不制于人。所以练习太极拳，能达到神经系统发达、反应灵敏的效果。

（四）太极拳能增进老年人消化系统的功能

太极拳运动对于老年人人体热量的消耗和积蓄有调节的作用。它不过度消耗热量，因为它是柔和有节奏的运动；它有积储热量的功效，因为它使人体的消化与吸收功能加强，练太极拳时，腰部要舒松灵活，变转虚实以腰为主宰，这样可使腹腔内的消化器官得到运动；胃壁及肝、胰、胆等的分泌液增加，帮助食物的消化，同时促进小肠和大肠的蠕动，促进吸收和排泄，避免积食、便秘等消化系统的疾病。患有肠胃病的人，可以通过练习太极拳而得到有效的治疗效果。

（五）太极拳对提高老年人循环系统的功能有积极作用

老年人循环与呼吸有着密切的关系，呼吸加快时，血流加速、心跳加速。太极拳的腹式呼吸法有助于调节我们心脏的功能，改善血液和淋巴循环系统，增强心肌动力，对预防心脑血管疾病以及动脉硬化有很好的作用。另外，太极拳的动作柔和且遍及全身，没有剧烈和过度的弊端，它使全身的血液随心脏自然的收缩与扩张，合理分布于各组织间，避免局部充血和缺血的现象：细薄的毛细血管不但不会破裂，反而增强了吸收功能。练拳时，要求"周身轻灵，尤须贯串"，并且保持"神舒体静"，精神安逸，使心脏免受强烈情绪的刺激。在"绵绵不断"的锻炼中，增强心肌功能。所以患有心脏病的人更适宜练习太极拳进行健身和恢复疾病。

（六）太极拳可以增强老年人泌尿生殖系统健康，使性生活趋于合理

老年人在太极拳练习时要用意不用力，用意是来引领四肢的动作及内脏的活动，能增强机体内分泌协调合理性。同时太极拳十分注重腰部的操练，能增进位于腰内部的肾脏和生殖器官的活动，对于遗精、阳痿、早泄及性冷淡等生殖方面的疾病有一定的治疗作用。因为练太极拳必须身心并修，心要清净安逸，精神要贯注专一，不容易引动欲念，所以无形中又可控制性生活的放滥。

第二节 太极拳基本动作要领

太极拳对于老年人身体各个器官和部位的改善都很有益处，因为练习太极拳对身体的姿势有严格的要求。我们在练习的时候，不能急于求成，而要讲究章法，稳固基本功，然后逐步提高，这是太极拳在外形和内功方面的要求，姿势要不断地纠正和改进，才能最终形成较强的基本功和动力定型。

一、头部

眼需平视，头部保持上悬意念，嘴轻闭，不可左右摇摆，保持姿势，舌头要放在上颚处。

老年人在练习太极拳时，要求头部向上顶，保持放松姿势，避免肌肉僵硬，避免左右摇摆。眼神要随着身体转动而注视手或注视前方。打拳时力求神态自然，注意力集中，否则会影响锻炼效果。

二、顶劲

太极拳中顶劲要求百会穴轻轻地上提，似乎有东西悬着一样，又如同头部顶着一碗水一样，保持一个姿势，避免晃动。会阴穴与百会穴上下垂直，要用若有似无的劲道虚地向上顶起，力道不可过硬，也不可过柔。

三、颈劲

自然竖直，转动灵活，不可紧张。颈部要端正的竖起，保持放松，转

动灵活。自然不刻意，力度不能过硬。在劲中，颈部竖直端正很重要，力道太过和太轻，会使顶劲领太过或者领不起来。所以，在练习的时候，颈部随着眼神的方向转动。

四、胸部

舒松微含，不可外挺或故意内缩。要求"含胸拔背"，锻炼的时候避免胸部刻意的外挺，要力道自然，背部的肌肉随着胸部的力量以及两臂伸展，肌肉要松弛，不可紧张，自然舒展，从而呼吸调节也自然了。

五、腰部

向下松沉，旋转灵活，不可前弓或后挺。"时时留心在腰间，腹中松静气腾然"。腰部在练习太极拳时起轴心作用。如果起不到轴心作用，周身就达不到完整一气。腰部同时不能太过用力，否则会使动作不够灵活。老年人可以同时的增加腿部的力量，达到下盘稳固的目的。松腰的同时还要注意脊椎要直立，不要松腰而后屈和歪斜，否则会造成胸腹部紧张。所以说，腰脊是练太极拳的第一主宰。

六、臀部

向内微缩，不可外突，称为"溜臀""敛臀"。因为臀部自身的特点，我们在练习的时候，如果过于外凸，则显得我们有弯腰低头之举。所以要"溜臀""敛臀"，练习太极拳，臀部要向内收进、气沉丹田、上提会阴穴、充实腹部等。

七、腿部

练拳人常讲"其根在脚，发于腿，主宰于腰，形于手指。"初学者往往手脚无法兼顾，大多数初练者，都是顾头不顾尾，顾得了上肢，就顾不上下肢，不能协调，影响了拳法的整个构架。所以在练拳时必须注意重心的移动，脚放的位置和腿弯的程度。在练习时，腿部的关节要放松，提落要灵活，向前时，脚跟先着地，向后时，脚掌先着地，慢慢踩实。总之，在重心移动时，应保持身体平衡稳定。蹬脚、分脚、摆脚都宜慢不宜快，以自然稳定为重。

八、裆部

为了保持老年人在练习太极拳的身法端正以及上下统一一条线的方法，必须保持百会穴与会阴穴的上下呼应，裆部即会阴穴，要实虚结合，放松自然，双膝向里扣、裆要圆。

九、肩部

肩要平正松沉，不可上耸、前扣或后张。肩关节活动的范围很大，也是上肢非常重要的关节。在练习时，肩关节要顺势转圈，这个只有在动作熟练后，才能够做到。不管是以身领手还是以手领身，肩关节的放松都很重要，只有这样才能顺势而行，力道沉着，手臂自然就灵活柔软。

十、肘

肘要自然弯曲沉坠，避免僵直或上扬。肘尖面不可上抬。肘部若远离身躯向外凸出，练习时，肘关节始终要微屈具有下垂劲，肘在太极拳的训练中起到保护肋的作用，可以这样说"肘不贴肋，肘不离肋"。

十一、腕

腕要下沉"塌腕"，劲力贯注，不可松软。腕部是在全身中最为灵活的关节，旋转度极大，因此，在练习中，要求"坐腕"。在使用腕的过程中，切记不可强硬，而是要柔活的伸缩、有韧性的转动。要有定回，沉着地随着身体运动。

十二、手

太极拳对手的要求要灵活、变化多样，转掌心向内，掌心微含，切记软化；向前推时，要向下微塌，不能过于弯下、沉肩垂肘。手部屈伸时，手指微曲，手臂自然的要有一定的弧度，轻松灵活，推送时，要有节奏不能突然停滞。太极拳在训练时，握拳不宜太紧，但也不能过于松弛，要恰到好处。

第三节　老年人初学太极拳注意事项

一、动作要舒松、速度要均匀

初学者宜慢不宜快，从"慢"上练功夫，但不能表现得很是绵软无力，要把动作做得舒松灵活。太极拳运动史，要松弛有度，时松时紧，这跟大部分的运动差不多。对于初学者，要有耐心，切不可操之过急，因为初学太极拳，容易使用拙力，身体易陷入紧张从而导致肌肉僵硬使动作的协调性和连贯性受到破坏。老年人要做到运动如抽丝，慢慢训练，去除初学者容易犯的错误，达到动静结合，道法自然的要求。想要做到稳准的掌握太极拳的技巧，老年人就要做到慢、柔、轻、均四点。慢可以体会要领，边做边想；柔要做到动中有静、静中有动；轻要做到起落适当的度；均要避免忽快忽慢，都要从头到尾保持均匀。

二、姿势要端正、身形要稳定

初学者架势可高可低。但是要注意姿势正确。特别要保持上身自然正直，两肩两胯自然放松，老年人在练太极拳时要注意身体的各部位的姿势。因为我们的身体是一个整体，牵一发而动全身，所以一个不为出现问题，必然引起其他部位，从而引起错误定型。所以要做到姿势端正，在这一环节，不要急于求成，欲速则不达，要慢慢来，只要端正这个问题做好了，保持身形稳定，其他的问题都好解决。

下肢稳定是上体端正的基础，如果下肢不能保持稳定，那么上体就无法端正。要想保持下肢的稳定，步法和步型是基本。老年人可以先单独的练习步法，摸索重心的变化，勤加练习，我们就能熟悉各种步法的要领，更加熟练的使步法稳定，也能使稳定的步法去支撑稳定的上体。

三、姿势要连贯、身法要协调统一

老年人打太极拳有一定基础后，我们在练习的时候就要做到动作连贯，节与节之间一气呵成，动作与动作之间不能有停顿，衔接准确、自然连贯。不能像下雨一般，断了线。太极拳是一种锻炼全身的活动，所以要求全身协作默契、协调统一。否则就违背了"周身相随"的要求。

四、精神放松、意念集中

练太极拳从始至终要思想集中，初学者是思考动作和要领，技术熟练后思想就逐渐转到运力上。例如揽雀尾，包括掤、捋、挤、按四个小动作，捋劲是指我们在做这个动作的时候，要想象自己在牵引或捋住一种物体；按劲是指以腰部为支撑去用力。在练习时，用意念来指导具体的动作，事半功倍。对于太极拳的初学者，我们要做到以下几点：首先，运用意念指导行动，不是说让练习者情绪紧张，做动作僵硬呆板。而是用意念很好地指导动作，使动作灵动有活力、连贯、上下一致。意念和劲力是统一的整体，是运动的两个方面。其次，练太极拳的时候要保持精神饱满、全神贯注，不能懈怠，要灵动有生气。再次，意念作为意识形态来指导我们的动作、劲力，而劲力驱动动作，三者是统一的整体并且有主有从。太极拳先从修心开始，然后再修身，它追求动静结合。

五、呼吸要自然

老年人最初学习太极拳，要呼吸自然，不能刻意的调整呼吸，在熟练之后，刻意尝试着引导呼吸，使呼吸更好的配合动作和劲力。一定要保持自然呼吸，时间久了自然就能和动作相配合。练太极拳要因人而异，不要违背呼吸的自然规律，以免有伤身体。

六、要适当掌握运动量

太极拳运动虽然不如其他运动剧烈，但下肢的运动量也不小。并且重心的转换比较慢，从而增加了腿部的负荷量，所以，老年人要依个人情况决定运动量的多少，不要贪多求快，急于求成。

七、要持之以恒

老年人练太极拳与其他运动一样，贵在坚持，不可"三天打鱼，两天晒网"。即使认为已经学会了，也不能"一曝十寒"中断练拳，只有长期坚持才能起到增强体质和防病治病的效果。

有条件的老年人最好能在清晨和傍晚，就近到公园、树林、江河边等空气新鲜、环境安静之处练习。如果参加太极拳的辅导学习，集体练拳收效会更好一些。

第四节　二十四式简化太极拳

二十四式简化太极拳是原国家体委（现为国家体育总局）于1955年组织有关太极拳专家，在流传面广和适应性强的杨式太极拳基础上，简化原有的套路而创编的。它不仅简单易练，而且具有很好的健身功效和很高的技术精华，它保留了传统的拳法和技术，具有独特的风格热点。同时，它突出了太极拳的群众性和健身性。二十四式简化太极拳动作名称见表7-1。

表7-1　二十四式简化太极拳动作名称

二十四式简化太极拳动作							
第一组	第二组	第三组	第四组	第五组	第六组	第七组	第八组
1.起势	4.左右搂膝拗步	7.左揽雀尾	9.单鞭	12.高探马	16.左下式独立	18.左右穿梭	21转身搬拦捶
2.左右野马分鬃	5.手挥琵琶	8.右揽雀尾	10.云手	13.右蹬脚	17.右下式独立	19.海底针	22.如封似闭
3.白鹤亮翅	6.左右倒卷肱		11.单鞭	14.双峰贯耳		20.闪通臂	23.十字手
				15.转身左蹬脚			24.收势

一、二十四式简化太极拳动作图解

身体自然直立，双脚并拢，两腿自然伸直。胸腹放松，两臂自然下垂，放于大腿的外侧，手指分开，保持微屈。头颈端正直，下颌微收，口闭齿叩，舌抵上腭。松静站立，精神自然放松，目视前下方，如图7-1所示。

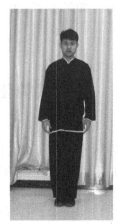

图7-1

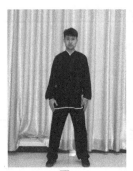
图7-2

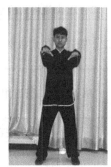
图7-3

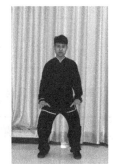
图7-4

第一式：起势

全身放松，两脚分开，与肩同宽。双臂自然下垂于两腿外侧，眼睛水平的看向前方（如图7-2所示）。

双臂向前慢慢地抬起，保持平衡，手心向下。上体保持端正，不能左右歪斜，两腿慢慢的曲膝下蹲。两只手掌慢慢地向下轻按，两肘慢慢下垂，与双膝平衡，眼睛自然地看向前方（如图7-3、图7-4所示）。

第二式：左右野马分鬃

（1）上体向右慢慢转体，重心放在右腿；右臂收手胸前，手心向下、平屈；左手画弧到右手下方、手心向上，两手相对（如图7-5所示）。

（2）身体慢慢地向左转，左前向左轻轻迈出，右腿向后伸成弓步，左右手左右分开，左手上抬高于眼，右手向下自然下垂，眼看左手（如图7-6、图7-7所示）。

（3）上体慢慢地向后坐，左脚尖向上翘并且向外撇，身体的重心慢慢地移向右腿，随后右脚慢慢稳定，左脚向前弓起，身体慢慢地相左转，重心向左腿移动。左手向下翻转，右臂慢慢收于胸前并且平屈，右手慢慢地向左至左手的下方，两手心相对，脚尖点地，眼看向左手（如图7-8、图7-10所示）。

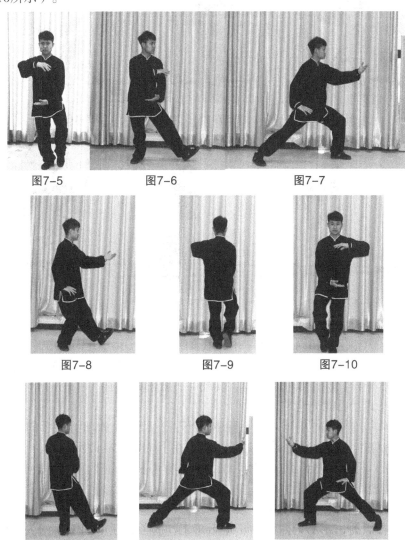

图7-5　　　　　　图7-6　　　　　　图7-7

图7-8　　　　　　图7-9　　　　　　图7-10

图7-11　　　　　　图7-12　　　　　　图7-13

（4）右腿向右前方迈出，左腿自然伸直，成右弓步；同时上体右转，左右手随转体分别慢慢向左下、右上分开，右手高与眼平（手心斜向上），肘微屈；左手落在左胯旁，肘也微屈，手心向下，指尖向前；眼看右手（如图7-11～图7-13所示）。

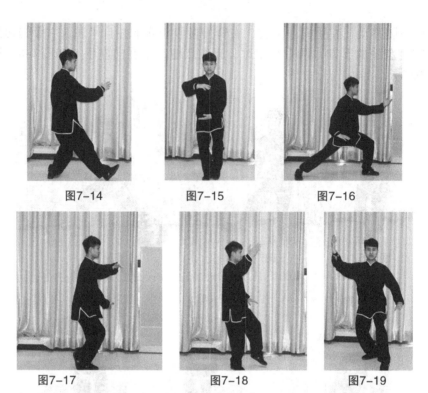

图7-14　　　　　图7-15　　　　　图7-16

图7-17　　　　　　图7-18　　　　　　图7-19

（5）与（3）相同，但左右相反（如图7-14、图7-15所示）。

（6）与（4）相同，但左右相反（如图7-16所示）。

练习此动作时，注意上身保持稳定，不能前后摇摆，胸部放松舒展。两臂自然分开，保持弧度。身体在转动时，腰部是轴心。

第三式：白鹤亮翅

（1）上体微向左转，左手翻掌向下，左臂平屈胸前，右手向左上划弧，手心转问上，与左手成抱球状；眼看左手（如图7-17所示）。

（2）右脚跟进半步，上体后坐，身体重心移至右腿，上体先向右转，面向右前方，眼看右手；然后左脚稍向前移，脚尖点地，成左虚步，同时上体再微向左转，面向前方，两手随转体慢慢向右上、左下分开，右手上提停于右额前，手心向左后方，左手落于左胯前，手心向下，指尖向前；眼平看前方（如图7-18、图7-19所示）。

该动作进行时，胸部要自然，不可挺出，两个手臂保持半圆姿态，左腿膝盖要微微弯曲。身体重心向后移，左右手动作协调一致。

第四式：左右搂膝拗步

（1）左搂膝拗步

收脚托掌：上体右转，右手至头前下落，经右胯侧向后方上举，与头同高，手心向上，左手上摆，向右划弧落至右肩前；左脚收至右脚内侧成丁步；眼视右手（如图7-20所示）。

弓步搂推：上体左转，左脚向左前方迈出一步成左弓步；左手经膝前上方搂过，停于左腿外侧，掌心向下，指尖向前，右手经肩上，向前推出，右臂自然伸直（如图7-21所示）。

（2）右搂膝拗步

①收脚托掌：重心稍后移，左脚尖翘起外撇，上体左转，右脚收至左脚内侧成丁步；右手经头前划弧摆至左前肩，掌心向下，左手向左上方划弧上举，与头同高，掌心外撇，上体左转，右脚收至左脚内侧成丁步；左手向左上方划弧上举，与头同高，掌心向上；眼视左手（如图7-22、图7-23所示）。

弓步搂推：同前弓步搂推，但左右相反（如图7-24所示）。

②左搂膝拗步动作与右搂膝拗步相同，但左右相反（如图7-25～图7-28所示）。

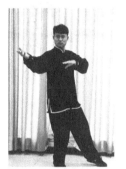

图7-20

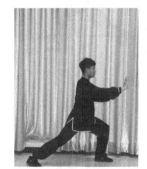

图7-21

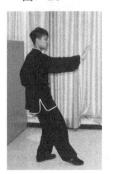

图7-22

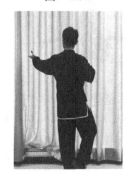

图7-23

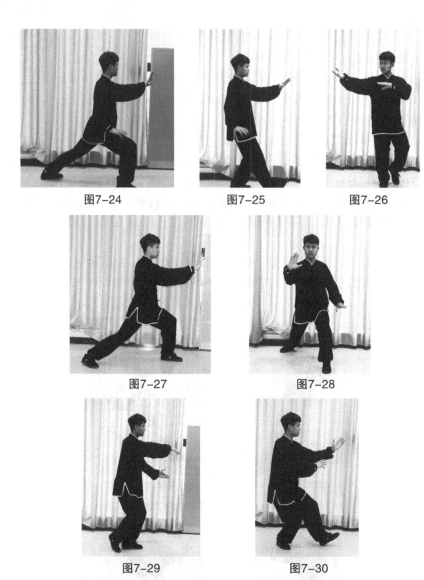

图7-24　　　　　　　图7-25　　　　　　　图7-26

图7-27　　　　　　　图7-28

图7-29　　　　　　　图7-30

第五式：手挥琵琶

右脚跟进半步，上体后坐，身体重心转至右腿上，上体半面向右转，左脚略提起稍向前移，变成左虚步，脚跟着地，脚尖翘起，膝部微屈；同时左手由左下向上挑举，高与鼻尖平，掌心向右，臂微屈；右手收回放在左肘里侧，掌心向左；眼看左手食指（如图7-29、图7-30所示）。

第六式：左右倒卷肱

（1）上体右转，右手翻掌（手心向上）经腹前由下向后上方划弧平举，臂微屈，左手随即翻掌向上；眼的视线随着向有转体先向右看；再转向前方看左手（如图7-31所示）。

（2）右臂屈肘折向前，右手由耳侧向前推出，手心向前，左臂屈肘后撤，手心向上，撤至左肋外侧；同时左腿轻轻提起向后（偏左）退一步，脚掌先着地，然后全脚慢慢踏实，身体重心移到左腿上，成右虚步，右脚随转体以脚掌为轴扭正；眼看右手（如图7-32、图7-33所示）。

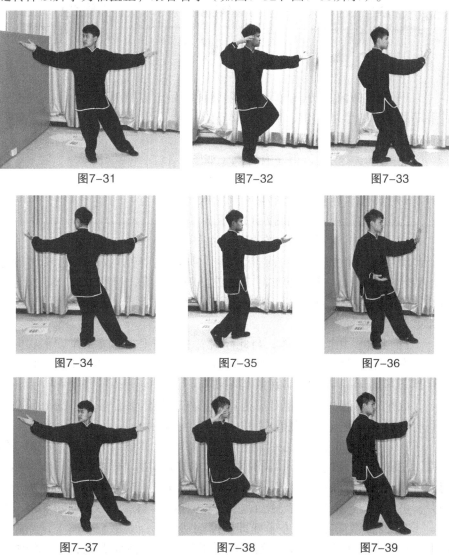

图7-31　　　　　　　　图7-32　　　　　　　　图7-33

图7-34　　　　　　　　图7-35　　　　　　　　图7-36

图7-37　　　　　　　　图7-38　　　　　　　　图7-39

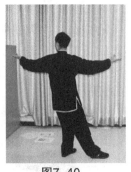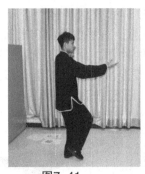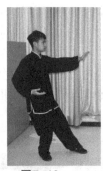

图7-40 　　　　　　图7-41 　　　　　　图7-42

（3）上体微向左转，同时左手随转体向后上方划弧平举，手心向上，右手随即翻掌，掌心向上；眼随转体先向左看，再转向前方看右手（如图7-34所示）。

（4）与（2）相同，但左右相反（如图7-35、图7-36所示）。

（5）与（3）相同，左右相反（如图7-37所示）。

（6）与（2）相同（如图7-38、图7-39所示）。

（7）与（3）相同（如图7-40所示）。

（8）与（2）相同，但左右相反（如图7-41、图7-42所示）。

此项动作进行时，手向前推，但不可伸直。向后收回时也要保持弯曲，转体也是弧线。手向前推时，要放松胯部转腰，速度一致，放松避免僵硬。在向后做退步动作时，要脚跟最后落地，最后全脚踏实着地。

第七式：左揽雀尾

（1）上体稍稍向右转体，与此同时，右手向上方弧度平举，手心保持向上，左手手心向下，双手放松；眼睛要看向左手。身体继续向右转，左手自然下落逐渐翻掌经腹前划弧至左肋前，手心向上；右臂屈肘，手心转向下，收至右胸前，两手相对成抱球状；同时身体重心落在右腿上，左脚收到右脚侧，脚尖点地，眼看右手（如图7-43所示）。

（2）上体微向左转，左脚向左前方迈出，上体继续向左转，右腿自然蹬直，左腿屈膝，成左弓步；同时左臂向左前方棚出（即左臂平屈成弓形，用前臂外侧和手背向前方推出），高与肩平，手心向后；右手向右下落于右胯旁，手掌向下，指尖向前；眼看左前臂（如图7-44、图7-45所示）。

（3）身体微向左转，左手随即前伸翻掌向下，右手翻掌向上，经腹前向上，向前伸至左前臂下方；然后两手下捋，即上体向右转，两手经腹前向右后下方划弧（如图7-46、图7-47所示）。

（4）上体微向左转，左臂平屈于胸前，手心向后；同时身体重心移至右腿；右臂屈肘折回，右手附于左手腕里侧，上体继续向左转，双手同时向前慢慢挤小，左手心向右，右手心向前，左前臂保持半圆；同时身体重心逐渐前移变成弓步；眼看左手腕部（如图7-48所示）。

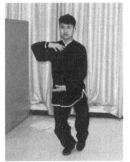
图7-43

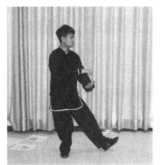
图7-44

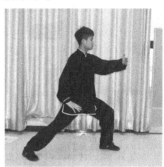
图7-45

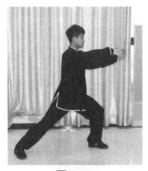
图7-46

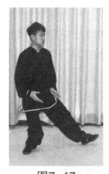
图7-47

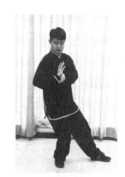
图7-48

（5）左手翻掌，手心向下，右手经左腕上方向前、向右伸出。高与左手齐，手心向下，两手左右分开，与肩宽同；然后右腿屈膝，上体慢慢后坐，身体重心移至右腿上，左脚尖翘起；同时两手屈肘回收至腹前，手心均向前下方；眼平视前方（如图7-50、图7-51所示）。

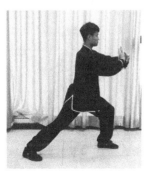
图7-49

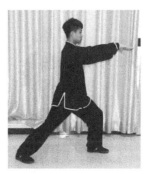
图7-50

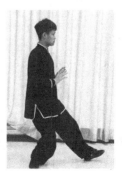
图7-51

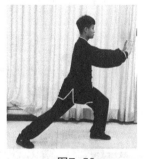
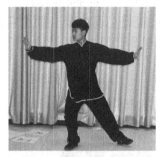
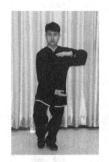

图7-52   图7-53   图7-54

（6）上式不停，身体重心慢慢前移，同时两手向前、向上按出，掌心向前；左腿前弓成左弓步；眼平视前方（如图7-52所示）。

第八式：右揽雀尾

（1）上体后坐并向右转，身体重心移至右腿，左脚尖里扣；右手向右平行划弧至左肋前，手心向上；左臂平屈胸前，左手掌心向下与右手成抱球状；同时身体重心再移至左腿上，右脚收至左脚内侧，脚尖点地；眼看左手（如图7-53、图7-54所示）。

（2）同左揽雀尾，左右相反（如图7-55～图7-63所示）。

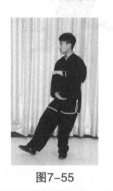
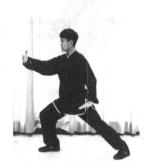
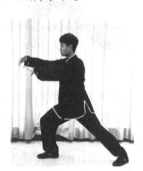

图7-55   图7-56   图7-57

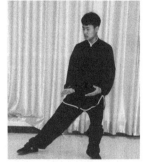
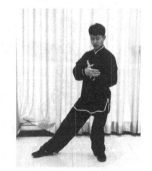
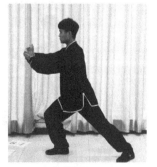

图7-58   图7-59   图7-60

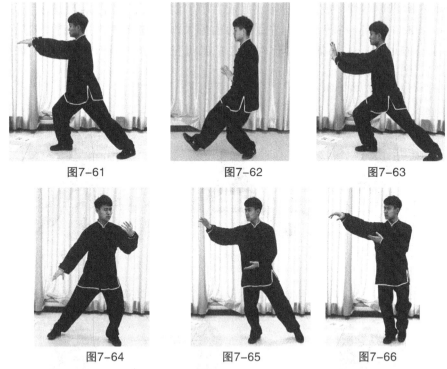

| 图7-61 | 图7-62 | 图7-63 |

图7-64　　　　　　　　图7-65　　　　　　图7-66

第九式：单鞭

（1）上体后坐，身体重心逐渐移至左腿上，右脚尖里扣；同时上体左转，两手（左高右低）向左弧形运转，直至左臂平举，伸于身体左侧，手心向左，右手经腹前运至左肋前，手心向后上方；眼看左手（如图 7-64 所示）。

（2）身体重心再逐渐移至右腿上，上体右转，左脚向右脚靠拢，脚尖点地；同时右手向右上方划弧（手心由里转向外），至右侧方时变勾手，臂与肩平；左手向下经腹前向下划弧停于右肩前，手心向里；眼看左手（如图7-65、图7-66所示）

（3）上体微向左转，左脚向左前侧方迈出，右脚跟后蹬，成左弓步；在身体重心移至左腿的同时，左掌随上体的继续左转慢慢翻转向前推出，手心向前，手指与眼齐平，臂微屈；眼看左手（如图7-67、图7-68所示）。

第十式：云手

（1）身体重心移至右腿上，身体渐向右转，左脚尖里扣；左手经腹前向右划弧至右肩前，手心斜向后，同时右手变掌，手心向右前；眼看左手（如图7-69、图7-70所示）。

（2）身体慢慢左转，身体重心随之逐渐左移；左手由脸前向左侧运转，手心渐渐转向左方；右手由右下经腹前向左上划弧至左肩膀前，手心斜向后；

同时右脚靠近左脚，成小开立步；眼看右手（如图 7-71、图 7-72 所示）。

（3）上体向右转，同时左手经腹前划大弧至右肩前，手心斜面向后；右手右侧运转，手心翻转向右；随之左腿向左横跨一步；眼看左手（如图 7-73、图 7-74 所示）。

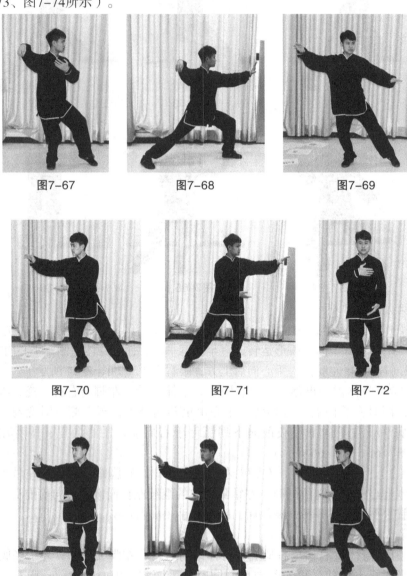

图7-67   图7-68   图7-69

图7-70   图7-71   图7-72

图7-73   图7-74   图7-75

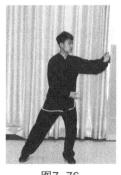
图7-76

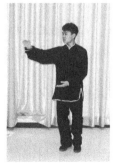
图7-77

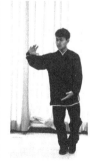
图7-78

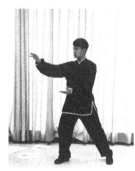
图7-79

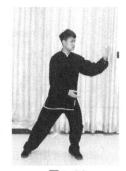
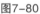
图7-80

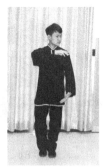
图7-81

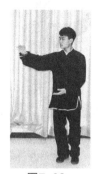
图7-82

（4）与（2）动作相同（如图7-75~图7-77所示）。

（5）与（3）动作相同（如图7-78、图7-79所示）。

（6）与（2）动作相同（如图7-80~图7-82所示）。

第十一式：单鞭

（1）上体向右转，右手随之向右运转，至右侧方时变成勾手；左手经腹前向右上划弧至右肩前，手心向内；身体重心落在右腿上，左脚尖点地；眼看左手（如图7-83所示）。

（2）上体微向左转，左脚向左前侧方迈出，右脚跟后蹬，成左弓步；在身体重心移向左腿的同时，上体继续左转，左掌慢慢翻转向前推出，成"单鞭"式（图7-84所示）。

第十二式：向探马

（1）右脚跟进半步，身体重心逐渐后移至右腿上；右手变掌，两手心翻转向上，两微屈；同时身体微向右转，左脚跟渐渐离地；眼看左前方。

（2）上体微向左转，面向前方；右掌经右耳旁向前推出，手心向前，手指与眼同高；左手收至左侧腰前，手心向上；同时左脚微向前移，脚尖点地，成左虚步；眼看右手（如图7-85所示）。

第十三式：右蹬脚

（1）左手向下沉劲并且手心向上，右手顺着趋势向前延伸，眼睛看向前方，左脚慢慢提起向左前迈出，身体的重心要向前进行移动。右腿成左弓步（如图7-86所示）。

（2）两只手从外侧向里侧划弧并且慢慢地交叉于胸前，左手在里面，右手在外面，两手的手心均向后。两脚自然靠拢，用脚尖着地。眼睛要看向前方（如图7-87所示）。

（3）两只手臂慢慢向两侧划弧达到平举，肘部微微的弯曲，两只手的手心都向外，眼睛看向右手，右脚提起向右蹬直（如图7-88 ~ 图7-90所示）。

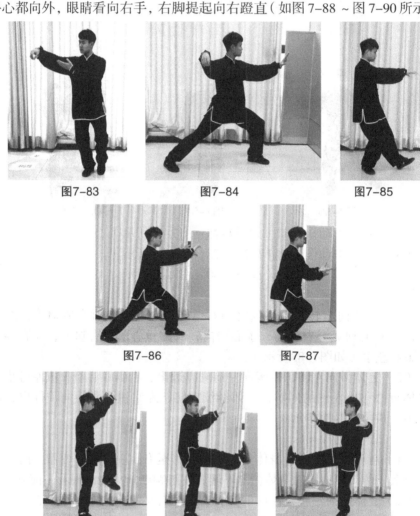

图7-83   图7-84   图7-85

图7-86   图7-87

图7-88   图7-89   图7-90

第十四式：双峰贯耳

（1）右腿收回，屈膝平举，左手由后向上、向前下落至体前，两手心均翻转向上，两手同时向下划弧分落于有膝两侧；眼看前方（如图7-91所示）。

（2）右脚向右前方落下，身体重心渐渐前移，成右弓步，面向右前方；同时两手下落，慢慢变拳，分别从两侧向上、向前划弧至面部前方，成钳形状，两拳相对，高与耳齐，拳眼都斜向下（两拳中间距离10～20厘米）；眼看右拳（如图7-92、图7-93所示）。

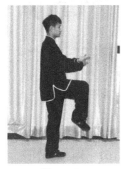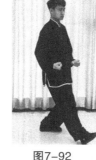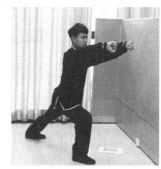

图7-91　　　　　　图7-92　　　　　　图7-93

要点：完成定式时，头颈正直，松腰松胯，两拳松握，沉肩垂肘，两臂均保持弧形。双峰贯耳式的弓步和身体方向与右蹬脚方向相同。弓步的两脚跟横向距离约30厘米。

第十五式：转身左蹬脚

（1）左腿屈膝后坐，身体重心移至左腿，上体左转，右脚尖里扣；同时两拳变掌，向上向左右划弧分开平举，手心向前；眼看左手（如图7-94、图7-95所示）。

（2）身体重心再移至右腿，左脚收到右脚内侧，脚尖点地；同时两手由外圈向里圈划弧合抱于胸前，左手在外，手心均向后；眼平视左方（如图7-96、图7-97所示）。

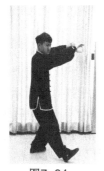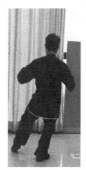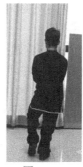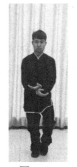

图7-94　　　　图7-95　　　　图7-96　　　　图7-97

（3）两臂左右划弧分开平举，肘部微屈，手心均向外；同时左腿屈膝提起，左脚向左前方慢慢蹬出；眼看左手（如图7-98～图7-100所示）。

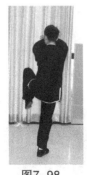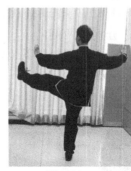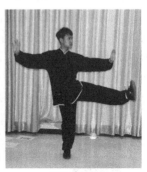

图7-98　　　　　　图7-99　　　　　　图7-100

第十六式：左下势独立

（1）左腿收回平屈，上体右转；右掌变成勾手，左掌向上、向右划弧下落，落于右肩前，掌心斜向后；眼看右手（如图7-101、图7-102所示）。

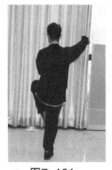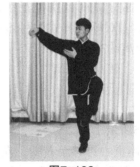

图7-101　　　　　　　　　图7-102

（2）右腿慢慢屈膝下蹲，左腿由里向左侧（偏后）伸出，成左仆步；左掌下落（掌心向外）向左下顺左腿内侧向前穿出；眼看左手（如图7-103所示）。

（3）身体重心前移，左脚跟为轴，脚尖尽量向外撇，左脚前弓，有腿后蹬，右脚尖里扣，上体微向左转并向前起身；同时左臂继续向前伸出（立掌），掌心向右，右勾手下落，勾尖向后；眼看左手（如图7-104所示）。

（4）右腿慢慢提起平屈，成左独立势；同时右手变掌，并向后下方顺右腿外侧向前弧形摆出，屈臂立于右腿上方，肘与膝相对，手心向左；左手立于左胯旁，手心向下，指尖向前；眼看右手（如图7-105所示）。

第十七式：右下势独立

（1）右脚下落于左脚前，脚掌着地；然后左脚前掌为轴，脚跟转动，身体随之左转同时左手向后平举变成勾手，右掌随着转体向左侧划弧，立于左肩前，掌心斜向后。眼看左手（如图7-106所示）。

（2）同"左下势独立"相同，但左右相反（如图7-107～图7-109所示）。

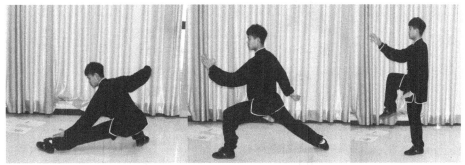

图7-103　　　　　　　　图7-104　　　　　　　　图7-105

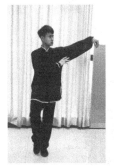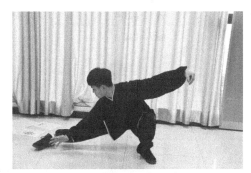

图7-106　　　　　　　　　　图7-107

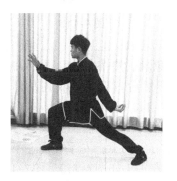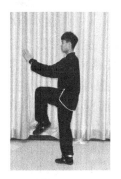

图7-108　　　　　　　　图7-109

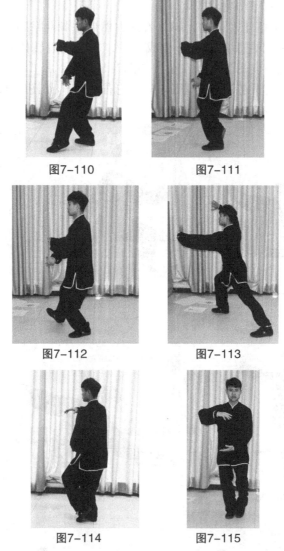

图7-110　　　　　　　　图7-111

图7-112　　　　　　　　图7-113

图7-114　　　　　　　　图7-115

第十八式：左右穿梭

（1）身体微向左转，左脚向前落地，脚尖外撇，重心在右腿；同时两手在左胸前成抱球状（左上右下）；然后右脚跟部收到左脚的内侧，脚尖点地；眼看左前臂（如图7-110、图7-111所示）。

（2）身体有转，右脚向右前方迈出，屈膝弓腿。成右弓步；同时右手由脸前向上举并翻掌停在右额前，手心斜向上；左手先向左下再经体前向前推出，高与鼻尖平，手心向前；眼看左手（如图7-112、图7-113所示）。

（3）身体重心略向后移，右脚尖稍向外撇，随即身体重心再移至右腿，左脚跟进，停于右脚内侧，脚尖点地；同时两手在右胸前成抱球状（右上左下）；眼看右前臂（如图7-114、图7-115所示）。

（4）与（2）相同，但左右相反（如图7-116～图7-118所示）。

第十九式：海底针

做此动作，右脚要向前半步，重心要放在右腿上，左脚稍稍前移，成左虚步；同时身体稍向右转，右手下落经体前向后、向上提抽至肩上耳旁，再随身体左转，由右耳旁斜向前下方插出，掌心向左，指尖斜向下；与此同时，左手向前、向下划弧落于左胯旁，手心向下，指尖向前；眼看前下方（如图7-119～图7-121所示）。

第二十式：闪通臂

身体稍向右转，左脚向前迈出，屈膝弓腿成左弓步；同时右手由体前向上提，屈臂上举，停于右额前上方，掌心翻转斜向上，拇指朝下；左手上起经胸前向前推出，高与鼻尖平，手心向前；眼看左手。

在做动作的时候，身体要保持自然地垂直，要放松，放松腰部和胯部；左侧手臂要半伸直，将背部的肌肉放松开。所有的动作都要协调一致。在做弓步动作时，两脚跟横向距离同"揽雀尾"式（10厘米左右）（如图7-122、图7-123所示）。

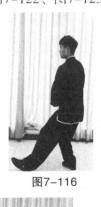
图7-116

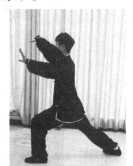
图7-117

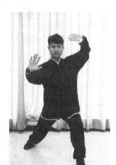
图7-118

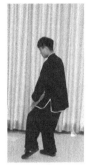
图7-119

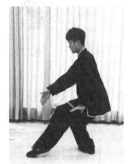
图7-120

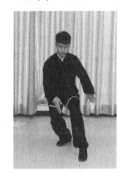
图7-121

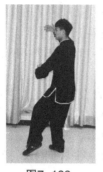 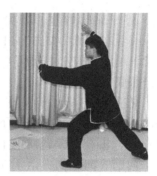

图7-122   图7-123

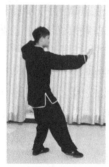 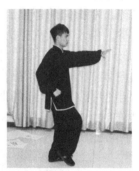

图7-124   图7-125

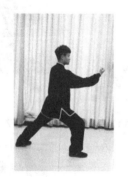 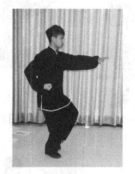

图7-126   图7-127

第二十一式：转身搬拦捶

上体稍稍向后坐，中心移到右腿，身体向后转，左脚的脚尖要向里面扣，慢慢地将中心再移至左腿。同时，右手随着身体向右转，然后向上、向下至左侧肋部，保持手臂的弧度（如图7-124、图7-125所示）。

身体做向右的转体，右手成拳状向前方翻转推出，手心向上；同时，左手下落至右手下面，手心向下。与此同时，右脚收回，要自然连贯，不能停顿，眼睛要看向右手（如图7-126所示）。

　　重心放在右腿，向前迈左脚；左手随之从左侧向右侧划弧推出。掌心要向前下方；与此同时，将右拳收到右侧腰部，成划弧状，手心要向上，眼睛看向左侧（如图7-127所示）。

　　右拳向前方打出的同时，左腿成左弓步，右拳打出的同时，拳心向上，与胸持平。眼看右拳（如图7-128～图7-130所示）。

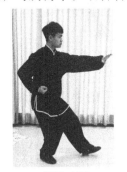
图7-128

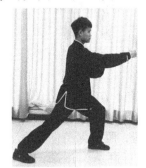
图7-129

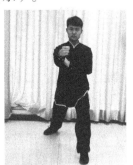
图7-130

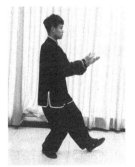
图7-131

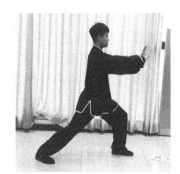
图7-132

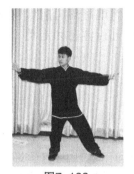
图7-133

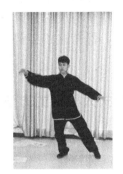
图7-134

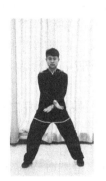
图7-135

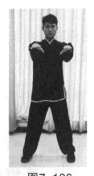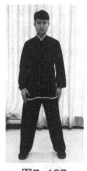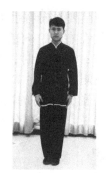

图7-136   图7-137   图7-138

第二十二式：如封似闭

左手向前伸出经过右手腕下方，由拳变掌，两只手的手心慢慢地向上翻转，最后朝上，然后逐渐分开并且收回。在以上动作的同时，身体要向后坐，然后重心向后移致右腿，眼睛保持向前看（如图7-131所示）。

两只手向前绕过胸前进行翻掌，逐渐的向下经过腹部再向上并且推出；手心要向前，腕部与肩部要持平，左脚呈现弓步，眼睛向前凝视（如图7-132所示）。

第二十三式：十字手

（1）屈膝后坐，身体重心移向右腿，左脚尖里扣，向右转体；右手随着转体动作向右平摆划弧，与左手成两臂侧平举，掌心向前，肘部微屈；同时右脚尖随着转体稍向外撇，成右侧弓步；眼看右手（如图7-133所示）。

（2）重心在左腿上，右脚的脚尖向里，两脚分开，与肩同宽，两腿渐渐地伸直并且开立。两只手向下经过腹部向上交叉在胸前，两只手臂呈圆形，右手在外面呈现十字手。眼睛向前看（如图7-134、图7-135所示）。

第二十四式：收势

两手向外翻掌，手心向下，两臂慢慢下落，停于身体两侧；眼看前方。

在做此项动作时，要保持全身放松，两只手自然地下落，运气较慢，呼吸加长。待呼吸平稳之后，保持立正姿势后，在进行休息和走动（如图7-136～图7-138所示）。

三、快速练好二十四式太极拳的方法

如果想要练习太极拳，就要从练习二十四式太极拳开始，因为二十四式太极拳是基础。练习太极拳需要有一定的耐力和耐心，因为学好太极拳并不容易，需要我们付出相当大的努力。任何运动都有自己的章法，二十四式太极拳也不例外，它有自己的规律。只要我们掌握了这些规律，我们就可以很好的练习太极拳并且达到很高的水平。

太极拳初学者要先学会走步。初学太极拳，大家一定会觉得很枯燥，因为我们要从走步开始练习，虽然枯燥，但确是掌握太极拳最快速有效的方法。一套太极拳里，有一半以上的动作与走步息息相关。迈步练好了，可以使90%的动作看上去很专业，如果练不好，就会影响其他很多动作。所以，对"迈步"的重视要放到第一位。

单独练习上肢动作。没有练习过太极拳的人，都感觉太极拳动作繁琐，不太好学。诚然不是，因为太极拳有着自己的规律。其下身的动作主要是迈步，而上半身的动作多数都是重复的，例如：左右抱球、十字手、海底针等动作。

单独进行上肢训练的基本原则是：在进行练习时，我们要对太极拳有初步了解，了解其注意事项和基本要求。例如在练习的过程中，重心的起伏不能太大，要持续保持一定的水平；同时，练习时，动作要连贯自然，不能停顿，也不能一会儿开一会儿慢，要保持均匀的速度。太极拳的练习要以腰部为轴心。当所有的练习都熟练时，我们就可以得心应手了，同时二十四式太极拳是基础，是学习其他太极拳的基础。

第五节　太极拳对老年人群体适能的影响

太极拳是中国的一种传统武术，无论是在国内还是在国外，都受到追捧。随着经济的发展，医疗事业也飞速发展人，人的寿命也在不断地延长，许多国家已经进入了老龄化社会，人口老龄化的问题成为我们不容忽视的问题。老年人体适能研究的内容包括：机体的灵活度、平衡性、柔韧性、肌肉力量、协调性、负荷强度等，以上这些因素，都是我们进行运动的基础。同时，他们也是老年人活动力的重要检测指标。所以，在人口老龄化成为人们关注的问题的同时，这些因素决定了老年人的生命质量和健康指数，所以成为老年人体适能研究的重点内容。

许多的研究认为，太极拳对老年人体适能的影响有积极的作用，但是是否只有太极拳有这种作用，说法并不能够统一。有很多学者认为，太极拳可以训练机体的柔韧性，所以能否提升老年人的健康质量，降低各种慢性病的发病率。本章对某社区的老年人进行太极拳练习，以此来研究太极拳对老年人身体素质的影响。

一、样本及方法

（一）样本选取

选取平安社区所管辖范围内的老年人170位，依据时间长短分为三组长期练习组（50位）、短期练习组（62位）、非练习组（58位），三组人群一般资料比较差异无统计学意义（P＞0.05）。

（二）检测指标和方法

对以上三组人群进行如下检测。

第一项，测验老年人的平衡感，采用的方法是闭目单腿站立。即测验者双手扶在腰上，闭眼，其中一只腿站立，另一只提起弯曲值90°。动作的先后顺序是先闭上眼睛，然后一只脚离开地面，另一只单脚站立，时间是直到坚持不住，抬起的脚落地为止，将时间记录下来。

第二项，测验老年人的反应能力，也就是测试肌肉的反应时间。采取的方法是测验者坐在桌子前面，将手一只手平放在桌面上起到支撑作用，手要超出桌面10厘米。测验的动作时，用手夹住掉落的物品，将物品末端与手指放在同一水平线上，但是不能碰到手指（拇指和食指之间），测试的人员说预备时，将物体自由放下，这是神经系统起反应刺激肌肉，受试者将物体夹住，要快速。测量出手指在物体上的长度，连续测试五次，去掉一个最大的，再去掉最小的，然后取平均值。

第三项，测验两年人手的握力，采取方法是用专门的测试握力的工具，测验者保持直立，双脚分开与肩同宽的姿势，此时手臂是自由下垂的。进行两次测验，选择最大值。

第四项，测验老年人下肢的运动能力，采用的方法是垂直跳。运用的工具叫作垂直跳计底板，测试者站立于底板上，将绳带结好，然后身子与地面垂直，此时仪器上显示标准是零，然后测试者进行垂直的向上跳跃，测试下肢的速度和爆发力以及动力。同样是测试2次取最大。

第五项，测试老年人的心肺耐力，方法是台阶运动，上面较少过，在此，不进行过多赘述。

二、测试范围及禁测范围

（一）测试范围

测验者的年龄规定为65～80岁；非太极拳组受试者为平时不运动或很少运动;训练组受试者为在社区组织下，练习太极拳1～1.5年；太极拳练习组受试者为自发地练习太极拳时间大于8年者；受试者自愿参加本次研究，并签署知情同意书。

（二）禁测范围

不满足纳入标准者；受试者不能坚持完成研究者；训练组受试者中途不能坚持训练者；受试者患有心脏功能不全、重大疾病以及肢体功能障碍者。

三、测试结果

测试完毕后，我们采用专业的分析软件（SPSS 19.0）进行分析。

测试的结果显示，三组测试人群中，长期训练组的各项测试的结果都优于其他两组（P＜0.05）；短期训练组的训练项目的成绩均高于非练习组（P＜0.05）。在测试的内容中，长期练习组成绩大于非练习组，而非练习组和短期练习组成绩不相上下。在数值方面，短期练习组最好。在能力方面，长期练习组能力最强。

体适能，我国将其定义为："人体所具备的，有充足的精力从事日常工作（学习）而不感到疲劳，同时有余力享受健康休闲活动的乐趣，能够适应突发状况的能力。"世界卫生组织将其定义为："身体有足够的活力和精力进行日常事务，而不会感到过度疲劳，并且有足够的精力享受休闲活动和应付突发事件的能力。"关于健康体适能，不同的国家和地区有不同的测定标准和方法。这些标准和方法是指导人们进行科学的体育健身和制订健身计划的依据。健康的体适能是指心血管、肺和肌肉发挥最理想效率的能力。

太极拳作为中国传统的运动项目，它来源于中国的武术，具有健身和延年益寿的功效。太极拳刚柔并济的特点，可以使我们的血脉畅通。练习太极拳时，动作较为柔和，各部位相互配合而沉稳，肌肉可以进行大幅度的活动和收缩。太极拳动作的特点是：身体的重心经常的在一侧，比较集中，全身都是以腰部为轴心进行转动，转轴的支撑是脚底，然后作用于地面，借助地面的反作用力，作用全身的肌肉和关节的运动；半身肘关节没有明显屈伸运动，从肩至手如一个联动关节在运动；进行太极拳的练习时是用意念指导行动，使全身的肌肉进行配合，整个太极拳运动为缓慢、柔和、连贯、均匀、圆和、自然、协调、完整、刚柔并济、以静制动；身体自然扩展和放松；练习太极拳注意力要集中，动作要连贯，达到身心合一。太极拳运动动作缓和，不需要爆发力和跳跃技术，从老年人的体质状况来看，太极拳是最适合老年人健身锻炼的项目之一。经常进行太极拳运动，能够增加肌肉的力量和耐力，尤其是下肢的肌肉。由于太极拳运动在练习时，基本上处于半屈膝的状态，这样能够有效的发展膝关节屈伸肌群的力量和耐力。上肢手臂也随着重心的移动、脚步的变换，柔缓地做各种动作，手臂在运动过程中也发展了肌肉的力量和耐力，而且随着动作的熟练，能够使原动肌、协同肌以及对抗肌之间相互的配合，从而使肌肉的力量达到最大的效果。很长一段时间以来，太极拳在国内外都深受人们的喜爱，近年来，随着体育健身业的发展兴起，太极拳备受关注。研究发现，太极拳对老年人体适能的研究有重要的影响。

太极拳运动能够对人体的身体健康具有重要的作用，尤其是对老年人而言。长期坚持太极拳运动的老年人，在锻炼身体的同时，提高了功能性体适能，增加了最大摄氧量、降低了安静心率；增加了肌肉力量和肌肉耐力；降低了身体的体脂率；改善了身体的柔韧性；提高了身体的平衡感，提高运动器官的功能，以及前庭器官的机能，从而适应复杂的环境保证自己能够顺利的进行身体活动，改善了他们的生活质量。经过研究发现，对于老年女性训练者，太极拳起到的作用是增强女性练习者的动作协调性。太极拳可以很好地控制她们的身体重心，使其保持稳定。同时，太极拳可以增加老年女性人群冠状轴和矢状轴双轴方向上的控制能力。除此之外，太极拳对于老年人的心肺能力、血糖水平、血压水平都有很好的控制作用。太极拳可以治疗多种慢性疾病，例如糖尿病、神经衰弱、高血压等。所以，太极拳对提高老年人的健康水平和生活质量有重要意义。

综上所述，长期练习太极拳对老年人群体适能有很好地提高，给老年人群带来健康的晚年生活。由于研究过程复杂及其严谨性，后续将进一步对更广泛的体适能项目做比较，以更进一步研究太极拳之功效。

第八章
老年人运动与健身建议

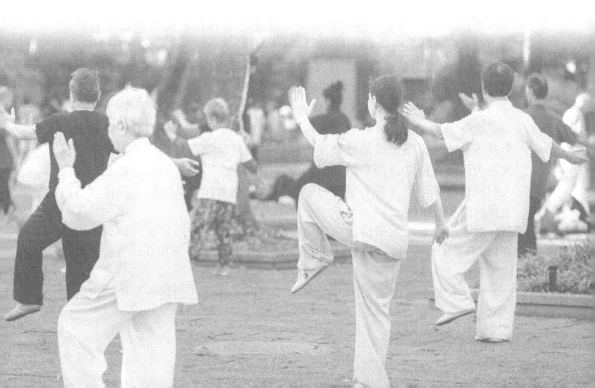

随着年龄的增大，老年人的身体素质一天不如一天，呼吸系统、心脑血管系统、神经系统都有一定的退化，机体也在不断地老化。要想改变这种趋势或者保持老年人的身体健康，适量而合理的运动必不可少。针对老年人，适合参加的体育健身项目，其强度必然在老年人身体可接受的范围内。通过参加适合的运动，可以提高老年人的心肺耐力、肌肉力量、关节的柔韧性等，还可以促进血液循环、新陈代谢等。研究表明，老年人的运动和健身对于老年人的心理和生理的作用意义非凡。本章从老年人体力活动、运动指南、常见运动以及注意事项等方面，介绍老年人运动健身的意义。同时，通过一些具体的健身活动，更好地阐释了老年人运动需要注意的事项和一些合理的建议。

第一节　老年人体力活动和运动指南

最近有很多出版物，例如《美国人体力活动指南》《加拿大人体力活动指南》，还有美国运动医学学会、美国心脏协会、英国卫生、体力活动和健康促进保护部（2011）以及世界卫生组织（2010）的声明，都在体力活动与增强体质、减少疾病、失能和全因死亡率的强大证据基础上，为各个年龄阶段包括为老年人建议的体力活动提供了最新的指导原则。

这些国内和国际公认的指导原则通常建议所有成年人都开展如下活动。

（1）至少150分钟的中等水平（或者75分钟的高强度运动）有氧运动，至少分摊到一周的5天中。

（2）肌肉力量练习，需涉及所有的主要肌肉群（腿、臀部、背部、腹部、胸部、肩部、手臂），每周至少进行2次。

（3）需要进行平衡性运动。

此外，关于需要进行的柔韧性锻炼的量，尽管大部分指导原则并未给出具体的建议，但是柔韧性被视为保持功能行动能力最重要的因素，而且被视为可通过活动范围和拉伸运动改善的能力。需要特别指出的是，建议人们进行有氧运动或者力量练习时，每天多花上10分钟时间，拉伸所有的主要肌肉和肌腱群。

对于多数老年人来讲，中等强度的有氧运动（按照定义，每天至少燃烧150千卡能量或者一周燃烧1000千卡能量）相当于每天30~40分钟的快走或者类似的活动量。

为了获得更好的效果，2008年的《美国人体力活动指南》中建议将老年人每周的中等强度有氧运动时间增加到300分钟（5小时），或者每周进行150分钟（2.5小时）的高强度有氧运动，特别是当他们的目标是降低体重时更是如此。

对于大多数不是经常进行体育锻炼而且目前已经随着年纪增长或者疾病发展出现了体适能下降的老年人来讲，有效的活动计划通常要求进行更加规范而且更加有针对性的锻炼，而不仅仅是一般体力活动指南中建议的锻炼内容：如果认识到如行走、爬楼梯、从椅子上站起来这些下肢功能对身体素质有阈值，那么老年人开始进行锻炼就变得很重要，不仅是为了增强体质减少患病的风险，而且是为了弥补欠缺方面，减少可能使他们丧失身体独立性的风险。

重申一下，在为人们推荐特定的运动项目时，最恰当的莫过于当事人自己最想做的，有了这个准则，我们建议老年人可以通过如下三种方式提高体适能水平（和测试得分）。

（1）将额外的体力活动融入到日常常规活动中（有的时候指的是生活方式中的运动）。

（2）制订每周进行结构化的运动的时间表——也就是说，为解决特定的体适能要素而设计的锻炼，例如力量或者耐力。

（3）将生活方式中的运动和结构化的运动合二为一。

这三种方式各有利弊：对于一些人来讲，生活方式运动活动的优点是还可以同时满足其他目的（例如遛狗、打扫庭院），但是看起来不像是真正的运动。结构化的运动的优点是它强调体适能的特定方面，对于解决特定需求或者客户体适能评估过程中未发现的劣势问题者尤其有效。

第二节　老年人生活方式中的运动

大部分老年人只要在他们的日常生活中多做些运动，都可以显著地提高活动水平并改善体适能。每天都有很多机会积极动起来，唯一需要做的就是改变日常的作息和习惯，例如，走楼梯而不是乘坐电梯、多走路少开车、多做家务和庭院劳动。我们的特别建议是，向客户灌输一个理念，多动少坐对他们有好处。考虑到当我们年老时"非用即失"现象将变得越来越势不可挡时，最好的办法就是使持续的功能能力尽可能保持在旺盛水平。

如果一个人告别自己久已习惯的模式，在能量消耗上发生天翻地覆的变化，那么生活方式中的这些活动不但可以帮助保持功能性体适能，甚至还可以使体适能水平增加。而且，通过开展结构化的运动还可以收获额外的好处，因为每个结构化的运动都是专门针对基本体适能参数（有氧耐力、力量、柔韧性和平衡性）而设的，而这些参数体现了一个人的功能独立自理能力。

第三节　提高老年人力量、柔韧性、灵活性和平衡性的运动

一、提高力量

老年人保持适当的下肢和上肢力量，对于开展多种只有身体独立才能开展的常见任务都非常重要，如上下楼梯、走一段距离、从椅子上站起来、从浴缸里走出来、从地板上站起来、举起或者放下一个物体以及降低跌倒风险等。提醒参与者进行力量训练在增强体质方面带来的好处，也很重要，如降低肥胖、骨质流失、腰痛、骨关节炎、心脑血管疾病以及糖尿病的风险，在老年人体适能测试中，下肢力量是通过坐站测试评估的；上肢力量是通过手臂弯举测试评估的；以肌肉为重点的任何形式的运动，包括很多常见的家务劳动和庭院活动，都有助于保持力量。但是，如果客户关于坐姿测试以及手臂弯举测试中的一项或者两项得分都比较低，而客户又希望增强自己的力量，那么就需要遵循一个特定的运动方案——渐进抗训练。

简单地讲，通过逐渐在同一块肌肉上增加阻力的训练方式实现增强肌肉力量的目的（即适用于超负荷原则）。使肌肉超负荷的意思就是使肌肉进行超过其惯常负荷量的活动：例如利用自选重物（类似于老年人体适能测试中用于测量上臂力量的哑铃）、健身弹力带、魔术贴绑带式沙袋、专为锻炼特定肌肉群设计的锻炼器械，或者一个人的自身体重和重力，都可以实现肌肉超负荷锻炼的目的。进行力量刺激的合适阻抗取决于参与者的健康状况和体适能状态。一般来讲，根据前面提到的国内方面的建议，建议初始者应从只能举起一次（1RM）负荷的50%开始，逐渐增加到能举起一次负荷的70%~80%，只能举起一次负荷的70%~80%会使抬举者在8~12次重复时达到疲劳状态，这里的疲劳指的是肌肉无力再完成一次正确形态的抬举。以腿推举为例，选择一个可以腿推举至少8次的阻抗（负荷），但

是不能超过12次，超12次会使肌肉过于疲劳无法继续，可以通过这种方式增加下肢力量。然后，随着肌肉力量增加（此时，在达到疲劳状态前，腿推举12次也变得可能了），可以增加阻抗的负荷，这样就使得肌肉具备了再超负荷的能力（换句话说，超越惯常可以负担的负荷量）。在强化力量项目的整个过程中始终重复这个过程——每次当力量提高到可以负担新的阻抗12次以上而不感到疲劳时，就再增加一个更大的阻抗。

在推荐不使用传统体重器械的力量强化训练形式时，例如蹲起，这个动作以体重和姿势作为阻抗，不能直接照搬上述指南。尽管目标是重复完成8～12次蹲起后才感到疲劳，但是一些参与者一开始刚完成1或2次蹲起就感到疲劳。在这种情况下，就需要逐渐增加重复次数（而不是阻抗），直到参与者能够完成8～12次蹲起。在进行无须器械的运动时（例如，健美操），可以增加挑战从而增加负荷（阻抗），例如改变身体姿势、握持（缩短）阻抗带、使用较厚的阻抗带或者增加哑铃分量。请参考"增加挑战"部分，了解更多锻炼范例。

老年人力量训练指南建议至少进行一组8～12次重复动作，以感到疲劳为度，每组主要的肌肉群一周锻炼两次。对于老年人来讲，重要的肌肉群指的是实现下肢功能（髋伸肌、膝伸肌以及踝关节屈肌和背屈肌）、上肢功能（肱二头肌、肱三头肌、肩部、背部伸肌）以及躯干和核心稳定（腹部和腰部）所需的肌肉群。强化运动还可以一周两次以上，两次锻炼之间间隔至少48小时。

（一）老年人力量练习指南

老年人在进行力量练习前，始终牢记要进行热身运动（包括动态柔韧性运动），来增加身体温度，让更多的血液流到四肢。

慢慢升级，对于患有慢性病、年老身体虚弱或者身体瘦弱的老年人，要谨慎增加活动范围和负荷。

目标是至少完成一组8～12次重复动作，以感到疲劳为度，每组主要的肌肉群每周锻炼两次。

运动间歇时间取决于运动类型和阻抗大小。在使用大阻力进行运动的情况下，参与者在完成大部分运动后应休息1～2分钟，在完成多关节运动后应休息2～3分钟。

将活动大肌肉群（例如，腿推举、卧推、坐姿划船、蹲起、胸推、墙式俯卧撑）的运动项目安排在一开始进行；将单个和独立的肌肉动作（例如，肱三头肌伸展、肱二头肌弯曲、膝关节伸展和屈曲）放在活动的后面部分。

建议进行向心（收缩）和离心（拉长）的肌肉动作。

如果达到了预期的重复次数（较大的肌肉群通常可以完成更大的负荷），那么将重物（级数）增加2%～10%。

如果选用了弹力带，那么在参与者能够完成8～12次重复动作后，换用另一个可以提供更大阻抗的弹力带。

锻炼过程中应完成全套动作。

提醒参与者在运动过程中有意识地呼吸（一般来讲，在用力阶段呼气，在放松阶段吸气）。

（二）老年人力量练习注意事项

（1）老年人应运动前询问医生，确定可以做某项特定的运动，特别是如果做过关节手术的话就更需要咨询医生。

（2）选用的阻抗应使老年人在运动过程中能够保持正确的身体姿势和形态。

（3）对于那些锻炼较少以及患有慢性疼痛的老年人，在每次抗阻训练完成后要拉伸相同的肌肉群。

（4）提醒老年人避免过度拉伸或者锁定关节。

（5）提醒老年人避免急拉或硬推重物。

（6）老年人应始终在不感到疼痛的范围内运动。

（7）从中等强度到高强度的运动过程中，要保证48小时的间歇时间。

二、提高柔韧性

数据显示，老年人柔韧性下降可以导致行动能力下降和功能受限。柔韧性（一个或者多个关节的活动范围）对于保持良好的姿态、降低损失风险和肩部问题、减轻疼痛和僵硬，以及开展日常生活活动（例如，穿上袜子和鞋、检查脚和洗脚、弯下膝盖从地板上捡拾东西、穿上套头式衣服、梳头发等）都很重要。

尽管在柔韧性练习的确切类型和运动量方面，大部分体力活动指南提供的信息都寥寥无几，但是基本上所有人都认同柔韧性的重要性，认为柔韧性是全面体适能活动不可或缺的一部分。在老年人体适能测试中，上肢柔韧性是通过背抓测试评估的；下肢柔韧性是通过椅式坐位体前屈评估的。

当老年人进行有氧运动或者力量训练时，他们还应该拿出10分钟的时间，拉伸主要的肌肉群和肌腱群，每个拉伸动作保持10～30秒，重复3～5次。而且，在参加有氧或者强化力量的锻炼前，一定要先通过健步走或者健美操等形式进行肌肉和关节热身，然后再做些动态柔韧性运动（在给定的范围内运动关节，不要使关节保持最终姿势），这样可以预防组织受伤。静态柔韧性运动（在单一运动平面内移动关节，直到达到指定的位置，然后保持这个姿势几秒）应作为全部运动结束后放松阶段的一部分，通过静态柔韧性运动来放松肌肉，减轻肌肉酸痛和僵硬。关于更加全面的老年人柔韧性训练指南，可以参考《老年人身体活动指导》，一套全面的运动应包括涉及所有肌肉和关节——踝关节、膝盖、臀部、后背、肩膀、身躯和脖子的柔韧性练习。

　　我们还建议老年人将拉伸运动融入到他们的日常生活活动中（例如，吸尘、扫地、伸手够东西或者洗车时使用全系列的运动动作）。

　　（一）柔韧性运动指南

　　（1）老年人柔韧性练习是指要拉伸身体的主要部分。

　　（2）老年人在心肺和力量常规训练中，加入至少10分钟的拉伸练习，包括热身过程中的动态伸展和放松过程中的静态拉伸。

　　（3）在做动态伸展前，让老年人进行5~10分钟的热身运动。

　　（4）在做每个拉伸动作过程中，老年人应保持正常的呼吸，并将精力集中在被拉伸的肌肉上，试着使身体其他部分尽量少动。

　　（5）对于活动范围受限或者感到僵硬的关节，要重点关注。

　　（6）对于静态拉伸，老年人应慢慢达到最终姿势（感到一个柔和的张力，而不是疼痛）。

　　（7）在拉伸过程中应始终使关节轻度弯曲（而不是锁住）。

　　（8）对于静态拉伸，每个动作都应该保持10~30秒，且重复做3~5次（每次都试着再伸得远一些）。

　　（9）理想的情况是，希望老年人能够增加保持静态拉伸动作至少达到20秒，这样才能够达到最佳效果。

　　（二）老年人柔韧性运动注意事项

　　（1）要了解对于最近受过伤、做过外科手术（例如，臀部、后背和肩膀）、做过关节置换手术和患有慢性病（例如，骨质疏松症、椎管狭窄）的老年人的禁忌运动项目（例如，高冲击活动、重型阻抗、反弹运动）。

　　（2）重点强调良好的身体姿态（例如，避免过度拉伸或锁住关节）。

　　（3）提醒老年人在保持拉伸运动的过程中要有意识地呼吸（提醒参与者要保持有意识的呼吸，即使是在保持某一个拉伸动作时）。

　　（4）确保老年人不要猛地一拉，然后反弹进入一个静态拉伸动作。

三、提高灵活性和动态平衡

　　老年人良好的灵活性（涉及速度和协调性）加之动态平衡性（在运动

的过程中保持姿势稳定）对于很多常见的移动性任务都非常重要，例如行走上下楼梯以及为了躲避环境中的危险迅速移动、迅速及时地上下公共汽车、在信号灯变成红灯前迅速地穿越马路、快速起身接听电话或者快速起身应声开门等。有适当的灵活性和动态平衡性对于降低跌倒风险以及减少丧失独立性的风险也很重要。在老年人体适能测试中，灵活性和动态平衡性是通过8英尺起立行走测试测量的。

在美国，因为老年人意外跌倒是一个主要的公共健康问题，所以在最近出版的体力活动指南中，平衡性被视为处于危险边缘的老年人运动计划中非常重要的方面。

与提高有氧耐力、力量和柔韧性不同的是，提高灵活性和平衡性需要一个多维的方法，即把目标定在能够提高姿态控制和速度的多个系统（例如，感觉、运动和认知）。一些研究结果表明，如果老年人在进行有氧耐力、力量和柔韧性运动的同时，进行专门的平衡性和灵活性活动，那么他们的平衡性能够显著改善，而且跌倒的风险锐减。

老年人提高灵活性和平衡性最好的锻炼，均涉及在多种感觉和认知环境下开展多种运动任务。这种活动难易均有，例如提踵、睁眼/闭眼单脚站立、一字站（脚后跟到脚趾）；在不平稳的表面上行走，例如平衡垫或摇杆板；用户各种步态在不同速度下行走，以及其他难度较大的活动，如快速传递重物以及交叉踏步（例如，舞蹈动作中的葡萄藤舞步）。对于很多比较能干的老年人来讲，在音乐的烘托下参加涉及平衡性和协调性功能的复杂的日常锻炼和各种体育活动（例如，网球和羽毛球），都是非常好的保持灵活性和平衡性的途径。

（一）老年人灵活性和平衡性训练指南

（1）老年人灵活性和平衡性活动应作为一整套锻炼活动的一部分。

（2）有跌倒风险的老年人应每周进行90分钟的中等强度肌肉力量练习，外加每周1小时的中等强度的步行，最好是将上述活动平均分配到3天内或者3天以上完成。

（3）老年人平衡性和灵活性可以通过进行涉及多个系统（例如，躯体感觉、视觉、前庭、骨骼肌肉）和认知挑战的运动得到显著改善。

（二）老年人灵活性和平衡性训练注意事项

（1）如果老年人身体虚弱或者平衡性很差，那么就要确保在锻炼的全国程中都对其进行密切关注。

（2）老年人一定要慎用快速运动，包括快速转身和改变位置。这种动作可能增加晕眩和跌倒的风险。

（3）为了增加锻炼过程中的稳定性和安全性，为老年人提供一些能够把扶的东西（例如，结实的椅子、墙、手杖、助行器）。

（4）当前面的挑战都安全过关后，那么让老年人晋升进入下一难度水平的锻炼。

（5）将可能致使老年人绊倒的所有杂物都清除掉。

（6）确保老年人穿跟脚的平底鞋。

四、老年人提高力量、柔韧性、灵活性和平衡性的运动

在这一节中，介绍了一些低风险的徒手运动，我们强烈建议老年人参与团体运动课程（例如普拉提、瑜伽、太极、有氧操），或者参加能够借助运动设备来提高功能性体适能的健身机构举办的个性化运动项目。

要提醒参与者在进行柔韧性、灵活性和动态平衡性运动之前，先进行10分钟的肌肉热身活动是非常必要的。

（一）增强下肢力量的运动

1.蹲起（图8-2）

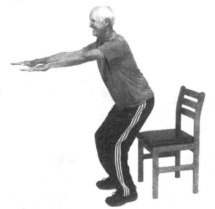

图8-2　蹲起

运动指令：站在椅子前，双脚与两肩同宽；椅子的后背靠墙；慢慢屈膝屈髋的同时利用双臂前平举来保持身体平衡，最后坐在椅子上；停顿一下并将身体重心落到椅子上；脚后跟使劲向下踩，伸膝伸髋，返回站立姿势；重复进行8～12次，或者做到感到疲劳为止。

2.单腿弓步

运动指令：站在一个结实稳固的椅子后面，右脚放在左脚前面（如图8-3a所示），将手放在椅子后面上，增加稳定性；两侧膝盖同时微屈，将左膝盖弯向地面（如图8-3b所示），当右膝盖要超过脚尖时，停止委屈慢慢地返回开始时的姿势。重复进行8～12次或者感到疲劳为止；换腿，让左腿在

前面，然后重复上面的动作。

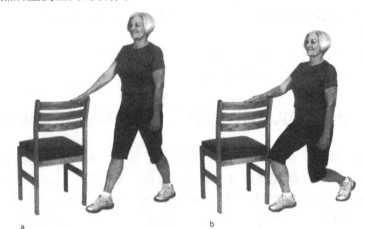

图8-3 单腿弓步

（二）增强上肢力量的运动

1.胸推

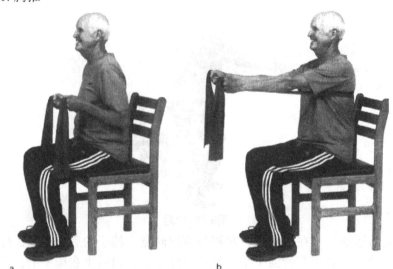

图8-4 胸推

运动指令：在坐姿时，将弹力带放在上背后面，恰好在腋下的位置，然后双手抓住弹力带的末端（如图8-4a所示）；两手用力向前伸且与地面保持平行，直到肘关节伸直为止（如图8-4b所示）；慢慢地返回到开始时的位置，完成8～12次重复动作。

2.墙式俯卧撑

运动指令：面向墙站立，距墙一臂远多一点，双脚与两肩同宽；伸开双臂，身体向前倾，将双手手掌压放在墙上，与两肩同宽（如图8-5a所示）；将双臂伸直，慢慢地吸气并弯曲肘关节，将身体靠向墙身（如图8-5b所示）。使双脚平放在地面上，身体挺直；呼气并慢慢地将胳膊返回到完全伸展的姿势。完成8~12次重复动作。

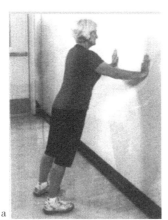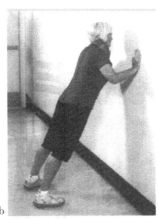

图8-5 墙式俯卧撑

（三）增强下肢柔韧性的运动——腘绳肌伸展

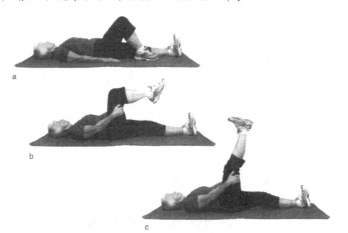

图8-6 腘绳肌伸展

运动指令：平躺在体操垫上或稳固的表面上；使右脚向后滑向大腿方向，这样右脚就平放在地面上，膝盖指向天花板。左腿伸直，平放在地面上（如图8-6a所示）；双手都向下伸，轻轻地抓住右大腿的后侧，使膝盖朝向胸部（如图8-6b所示），直到感到柔和的张力为止，不能是疼痛的感觉；保持这个姿势10~30秒，然后慢慢地使腿恢复到开始时的姿势；用另一条腿重复这个动作；在两条腿之间轮换，每条腿进行3~5次。

安全注意事项：做热身运动至少10分钟，然后再开始做柔韧性运动；在整个运动过程中调整呼吸；使膝关节保持稳定，不能感到疼痛，或者发展成感到疼痛的地步。

（四）增强上肢柔韧性的运动——肩部和上臂拉伸运动

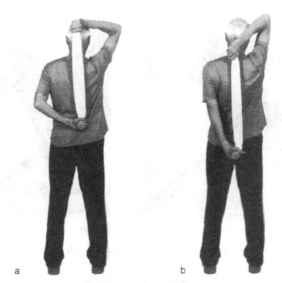

图8-7　肩部和上臂拉伸运动

运动指令：保持站立姿势，双脚与两肩同宽；将毛巾的一端握在右手中；抬起并弯曲右臂，使毛巾从肩膀垂至腰部，右臂保持手握毛巾的姿势（如图8-7a所示）；左手从下背向上伸手，抓住毛巾的另一端；目的是拉伸你的右侧肩关节，那么用左手向下拉毛巾（如图8-7b所示），直到感到一个比较舒服的张力但不是疼痛时停止；保持这个姿势10～30秒，然后放松；在两个手臂间轮换，每次重复3～5次。

增加难度：拉伸幅度大点，保持时间长点。

安全注意事项：做热身活动至少10分钟，然后再开始做柔韧性运动；颈部要放松；如果感到疼痛就不要做了；如果做过肩关节置换术，那么就不能进行这项运动。

（五）老年人提高灵活性和动态平衡运动

1. 提踵

运动指令：

站在一个结实稳固的椅子后面或者靠墙站着，将双手放在椅子上或者墙上增加稳定性。双脚开立，与两肩同宽；抬起脚后跟用脚尖着地，慢慢地返回到开始时的姿势（如图8-7所示）；重复完成8～12次动作。

　　增加难度：试着在不扶椅子或者不扶墙的情况下进行这项运动；增加重复的次数；在踝关节增加重物。

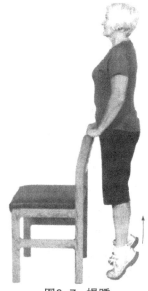

图8-7　提踵

　　安全注意事项：做热身活动至少10分钟，然后再开始做灵活性和平衡性运动。使用结实稳固的椅子或者靠着墙，增加稳定性，预防跌倒风险。

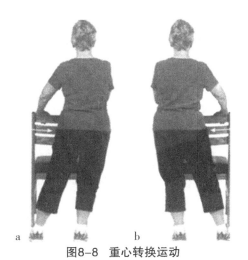

图8-8　重心转换运动

2. 重心转换运动

　　运动指令：站在椅子前面或者其他支撑表面前面，例如厨房柜台，双脚分开，与肩同宽；将双手放在支撑表面上来保持平衡；使右膝稍稍放松，从而将身体重心从左侧移到右侧，最后将整个身体重量放在右腿上（如图8-8a所示）；注意当身体重量由右腿支撑时，右腿承重而左腿重量减少；保持这个姿势5秒，然后返回中心位置；反方向重复这个动作（如图8-8b所示）；轮换两条腿，每条腿进行8次。

安全注意事项：做热身活动至少10分钟，然后再开始做灵活性和平衡性运动；不要为难自己，勿超越自己的安全界限。我们需要认识到这样一个事实：自己想做的运动才是最好的锻炼方式。

老年人可以通过如下三种方式增加他们的活动水平和体适能水平：①增加他们日常生活活动中的体力活动的量；②参与结构化的运动活动；③将日常生活活动和结构化的运动活动合二为一。

尽管两种运动形式各有利弊且都应当鼓励，但是结构化的运动指南可以解决老年人体适能测试得分发现的弱势方面，特别是能够针对性地提高有氧耐力、肌肉力量、柔韧性、平衡性和灵活性。本章介绍了一些结构化的运动，可以通过这些运动来改善力量、柔韧性、灵活性和动态平衡性。因为详细讨论适合各种人群的运动方案超越了本书的范围，所以读者可以查询现有的其他可用资源，以它们为基础为老年人制订运动方案。

参考文献

[1] 孙锋，文婧，张磊 . 现代公共体育服务理论与实践研究 [M]. 长春：吉林大学出版社，2015.

[2] 商勇，宋述光 . 新型城镇化背景下城乡公共体育服务一体化发展模式研究：以山东省为例 [M]. 济南：山东人民出版社，2015.

[3] 吴玉韶，党俊武，等 . 中国老龄事业发展报告（2013）[M]. 北京：社会科学文献出版社，2013.

[4] 国家体育总局政策法规司 . 学习贯彻党的十八大精神推动公共体育服务体系建设 [M]. 北京：人民体育出版社，2013.

[5] 王保成 . 力量训练与运动机能强化指导 [M]. 陕西人民教育出版社，2012.

[6] 李鸿江 . 田径 [M]. 北京：高等教育出版社，2011.

[7] 王文刚 . 运动处方 [M]. 广州：广东人民出版社，2011.

[8] 郅玉玲 . 和谐社会语境下的老龄问题研究 [M]. 杭州：浙江大学出版社，2011.

[9] 裴宇慧，郭东锋，赵云鹏 . 深圳市福田区慢胜病防治院区域社康中心管理的探索[J]. 中国全科医学，2011.

[10] 王步标，华明 . 运动生理学 [M]. 北京：高等教育出版社，2010.

[11] 孟刚等 . 身体素质教学理论与实践 [M]. 贵州：贵州人民出版社，2010.

[12] 刘兵 . 体育健身娱乐业服务质量评价 [M]. 北京：北京科学技术出版社，2010.

[13] 孙文新 . 现代体能训练：核心力量训练方法 [M]. 北京：北京体育大学出版社，2010.

[14] 中华人民共和国卫生部 . 中华人民共和国卫生部 2009 中国卫生统计年鉴 [M]. 北京：中国协和医科大学出版社，2009.

[15] 李宗浩，毛振明，周爱光 . 体育人文社会学导论 [M]. 北京：人民体育出版社，2008.

[16] 杜鹏 . 人口老龄化与老龄问题 [M]. 北京：中国人口出版社，2006.

[17] 张英波 . 田径体适能训练 [M]. 北京：人民体育出版社，2005.

[18] 刘宏，陈永清，李涛，等 . 运动营养学 [M]. 合肥：安徽科学技术出

版社，2003.

[19] 季成叶. 体质自我评价和健康运动处方 [M]. 北京：北京体育大学出版社，2001.

[20] 刘国柱. 使用运动处方 [M]. 北京：北京科学技术出版社，2001.

[21] 田麦久. 运动训练学 [M]. 北京：人民体育出版社，2000.

[22] 岳颂东. 对我国建立老年护理制度的初步构想 [J]. 决策咨询通讯，2008（03）.

[23] 林昭绒，吴飞. 城区中老年人体育健身现状研究 [J]. 武汉体育学院学报，2003（3）.

[24] 项建初. 对上海市老年人体育锻炼情况的调查研究 [J]. 上海体育学院学报. 2014（3）.

[25] 赵玉姬，蒋勇. 湖北省中小城市健身俱乐部发展研究 [J]. 科技创新导报，2008（12）.

[26] 张春萍. 中国都市体育竞争力研究 [D]. 北京：北京体育大学，2006.

[27] 张伟民，方奇. 湖南省普通高校健美操公共课课程设置现状及发展对策 [J]. 体育科技文献通报，2010（03）.

[28] 花楷，兰自力，刘志云. 我国体育公共服务财政投入现状、问题与对策 [J]. 天津体育学院学报，2014（06）.

[29] 邱宗忠，周涛，赵敬华，等. 城市社区体育公共服务体系构建要素分析 [J]. 体育与科学，2011（5）.

[30] 赖成婷. 浅谈运动性疲劳的衰竭学说 [J]. 贵州体育科技，2010（03）.

[31] 王峰. 排球运动员营养补充的研究进展 [J]. 科技信息，2010（06）.

[32] 祝大鹏. 体育运动对老年人运动能力影响效应的研究进展 [J]. 南京体育学院学报（自然科学版），2015（06）.

[33] 杨来宝，蔡忠元，靳沪生，等. 老年人运动锻炼对身心健康的作用 [J]. 中国老年学杂志，2013（22）.

后　记

　　老年人运动与体适能运动健身是多角度、多方位的。老年人健身具有心理学、解剖学、生理学、营养学等特征，老年人规律健身行为的干预空间较大。不同年龄、性别、受教育水平、收入、疾病和健康行为（体育锻炼）对老年人生命质量有不同程度的影响，且在一些维度得分比较上，有显著或非常显著性差异。

　　在老年人体适能健身行为中，老年人自身的健身动机是健身体适能提高的内驱力。老年人经常性的有规律的健身活动，可以增强老年人的体质，提高老年人的寿命，同时，也为政府在制定公共服务政策方面提供依据。在健康体适能研究方面，需要老年人自觉地进行体适能的锻炼，增强锻炼意识，杜绝慢性病的发病，增强身体素质，降低在医疗服务方面的花销，提高生活水平，促进小康社会的发展。

　　本书以老年人健身运动为切入点，从多种学科的角度，从三维立体的视角，从各个领域对老年人健康体适能的影响方面深入，研究老年人提高身体素质、提升生活质量、从而能对人的生命质量和体适能进行研究，是对健身行为合理有效的论述。体适能研究主要是对人体肌肉系统、身体柔软性等身体综合指标进行研究，体适能状况是衡量一个人身体健康的重要指标。随着年龄的增长，老年阶段体适能状况也逐渐下降，人体衰老是自然规律，但是通过科学、合理的身体活动可以提高老年人身体免疫力，促进老年人体适能指标的提升。

　　受时间、研究领域、理论等因素的限制，本书还有许多不够完备之处，希望得到各位同行及专家的批评指正。

作　者
2018年9月